청 년 건 강 백 세 ④

자궁근종

청 년 건 강 백 세 ④

자궁근종

고영익 (미체원 원장) 지음

좋은 책 좋은 독자를 만드는—
㈜신원문화사

병은 키우지 말고
그때 그때 잡아야

80년대 중반 나는 새로운 생명을 잉태시키는 신비로운 일에 처음 뛰어들었다. 그리고 보니 내가 산부인과 의사로 일한 지도 벌써 15년이 넘었다. 한 달에 100여 명이 넘는 아이를 받으면서도 하늘을 향해 내지르는 아이의 첫 울음소리는 아직까지도 신비롭기만 하다. 하늘이 노랗게 변하는 진통과 산통을 겪은 땀범벅의 산모가 제 아이를 안아보고 기쁨과 감격의 눈물을 흘리는 모습은 세상 그 어느 여인의 모습보다도 아름다워 보인다.

흔히 세월을 비켜 가는 것은 없다고들 한다. 그리고 우주에서는 하루에도 수만 개의 별과 행성이 생겼다 지곤 한다. 그러나 '생명의 탄생'과 한 여성이 '어머니'로서 다시 태어나는 순간의 지고지순한 신비로움과 감격에는 어찌 변화가 있겠는가.

하지만 오늘날 그러한 고귀한 생명을 탄생시키는 여성의 몸에서 일어나고 있는 변화나 병에 대해서는 오랫동안 어느 누구도 귀기울이지 않은 것이 사실이다. 주변 사람들은 물론이거니와 환자 자신도 말못할 아픔과 고민으로 고통받으면서도 병원 문턱 한번 밟지 않는 여성들도 적지 않다. 치료를 받더라도 남편과 주변 사람들 모르게 치료를 받는 여성들이 대부분이다.

산부인과 진료에 대한 사회적 인식이나 사람들의 무지함 때문에 결국 큰 일을 치르게 되는 것은 여성 자신이다. 단순한 질염이나, 냉 대하증에 대한 치료는 그냥 지나치기 일쑤이다. 전화나 병원 상담실 로 자신의 질환에 대해 문의하는 수많은 환자 중에 치료를 요하는 환자가 대부분임에도 불구하고 적극적으로 치료에 나서는 환자들은 극히 일부에 지나지 않는다.

진료에 대한 막연한 두려움 때문에 겁을 먹고 피하다 보니, 부인과 질병의 정확한 증상이나 치료방법에 대해서도 문외한이 되는 것이 우리 현실이다. 사실 이러한 질환에는 이러한 증상이 있다더라, 어 떤 치료가 올바른 치료라고 하더라, 또 그 분야는 어떤 의사가 전문 이라고 하더라는 기본적인 지식이 없다 보니, 결국 질 높은 의료서 비스를 받지 못하는 경우가 많다. 예를 들어 출산시에 흔히 행해지 는 회음부 절개 하나에도 질적으로 다른 의료행위가 이루어진다는 것을 아는 여성들은 흔치 않을 것이다. '단순히 생리통이 심한 거겠 지' 라고 생각한 어느 환자는 병을 키우다가 결국 자궁근종으로 판명

되어 자궁을 드러내는 수술을 받게 되었다. 또한 요실금이나 성관계의 불편함 등은 치료해야 하는 질환인데도 불구하고, 검증받지 않은 기구나 약품을 사용했다가 그로 인한 부작용으로 회복 불가능한 상태로 찾아와 눈물을 호소하는 여성들도 적지 않다.

여성 질환이나 부인과 질환에 대해서도 이렇게 소홀할진대, 하물며 산후회복이나 관리에 신경을 쓰는 여성이 얼마나 될지 의심스럽다. 가볍게는 손발이 저린다는 증상에서부터, 허리도 못 펴게 아프고, 뼈마디가 쑤신다는 40대 전후의 여성들을 많이 보게 된다.

필자는 이 책을 통해 우리 여성들이 자신들의 몸을 사랑하고, 관리히는 법에 조금이나마 관심을 갖게 되길 바라며, 그 아름다운 작업에 작은 보탬이 되고자 한다. 산부인과를 찾는 것은 결코 숨겨야 할 부끄러운 행위가 아니다. 생명을 잉태시키는 신비로운 몸. 그 몸의 건강과 아름다움을 지켜나가는 과정임을 여성들이여, 기억하라!

미체원 원장 고 영 익

차 례

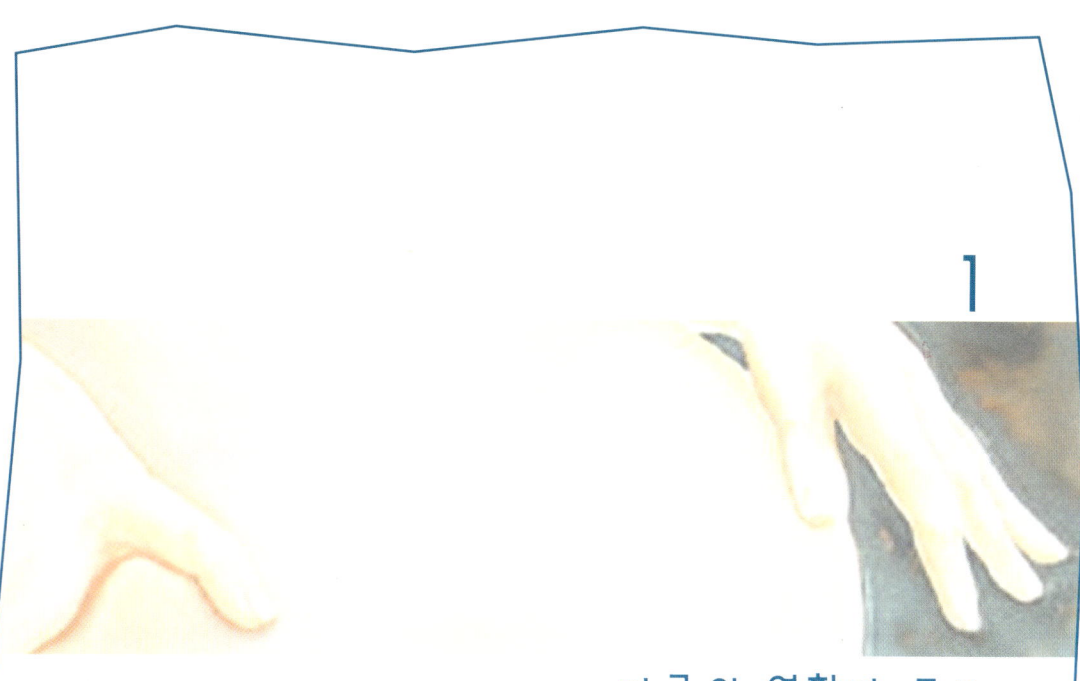

1

자궁의 역할과 구조

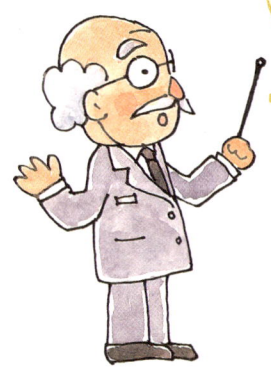

자궁내막증이란 자궁 안쪽을 덮고 있는 자궁내막 혹은 그와 유사한 조직이 본래의 부위 이외의 자궁 바깥쪽이나 자궁주변의 장기에 발생해서 증식하는 병이다.

1. 자궁은 어떤 역할을 하는가?

자궁은 수정란을 보호하고 아기를 분만할 때 중요한 역할을 하는 주머니 같은 장기이다. 이 자궁 속에는 자궁내막이라는 조직이 붙어 있어서 매월 임신 준비를 하고 있다. 그러나 임신하지 않으면 이 자궁내막이 떨어져 나와 출혈(월경)을 일으킨다.

이 매달의 임신 준비 상태는 난소에서 분비되는 여성 성스테로이드호르몬(주로 에스트로겐, 프로게스테론)에 의해 통제되고 있다. 임신하면 태반에서 호르몬 작용을 받아 달걀 정도 크기였던 성인의 자궁은 조금씩 커져서 분만 전에는 약 3kg의 아기와 양수가 든 커다란 주머니가 된다. 그리고 분만이 끝나면 원래 크기로 되돌아간다. 이처럼 자궁은 크게 늘어났다 줄었다 할 수 있는 근육벽을 갖고 있다.

근육이라고 하면 대부분이 팔다리의 근육을 떠올릴지도 모른다. 하지만 팔다리의 근육은 횡문근이라고 하고, 자궁의 근육은 평활근이라고 해서 그 종류기 서로 디르다.

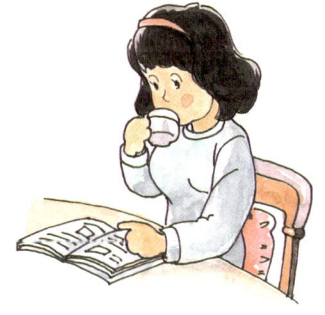

자궁 속에는 자궁내막이라는 조직이 붙어 있어서 매월 임신 준비를 한다.

자궁의 근육은 위나 장 등에 있는 근육과 같은 종류이다. 위나 장의 평활근은 먹은 것이나 소화된 나머지 찌꺼기를 쌓아두고 조금씩 밀어내는 작용을 한다. 자궁의 평활근도 아기를 10개월간 감싸주는 역할을 하며, 분만예정일에는 규칙적으로 수축하여(진통) 아기를 분만하는 작용을 한다.

이 자궁의 평활근 속에 통상의 평활근과는 조금 성격이 다른 혹 같은 덩어리가 생길 수 있다. 이것이 자궁근종이다.

2. 자궁은 어떤 구조를 하고 있나?

자궁은 질 쪽에서 보면 자궁의 입구가 되는 자궁경부와 그 위에 주머니 모양의 구조를 한 자궁체부로 구성되어 있다. 자궁체부 위쪽으로는 양쪽으로 난관에서 작은 통로가 좌우로 나 있다.

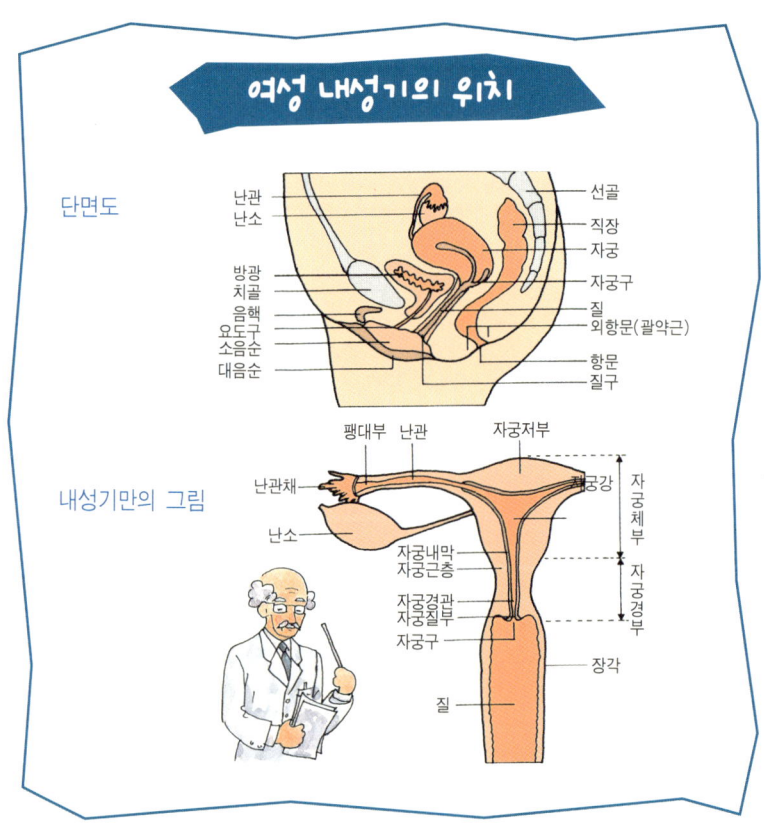

여성 내성기의 위치

단면도

난관
난소

방광
치골
음핵
요도구
소음순
대음순

선골
직장
자궁
자궁구
질
외항문(괄약근)
항문
질구

내성기만의 그림

팽대부   난관   자궁저부

난관채

난소

자궁강

자궁내막
자궁근층
자궁경관
자궁질부
자궁구

장각

질

자궁체부
자궁경부

자궁을 세로로 절개하여 내부를 들여다보면 가장 바깥쪽에 복막(장막)이라는 얇은 막이 있고, 그 안쪽에는 자궁근이라는 평활근으로 이루어진 두터운 층이 있다. 다음에 그것과 이어진 형태로 자궁내막이라는 부드러운 점막조직이, 자궁내강을 뒷받침하듯 존재하고 있다.

이 중에서 자궁내막은 임신이나 월경에 직접 관련하는 조직이다. 자궁내막은 그 작용의 차이에 따라 자궁의 근육 쪽을 자궁내막 기저층, 자궁내강 쪽을 자궁내막 기능층으로 부르고 있으며, 기능층은 임신에 대비해서 현저하게 변화한다. 임신하지 않으면 기능층은 떨어져 나와 월경이 되지만, 그때 기저층은 떨어지지 않고 월경 때문에 손상된 내막을 복구하여 다음 월경 주기에 대

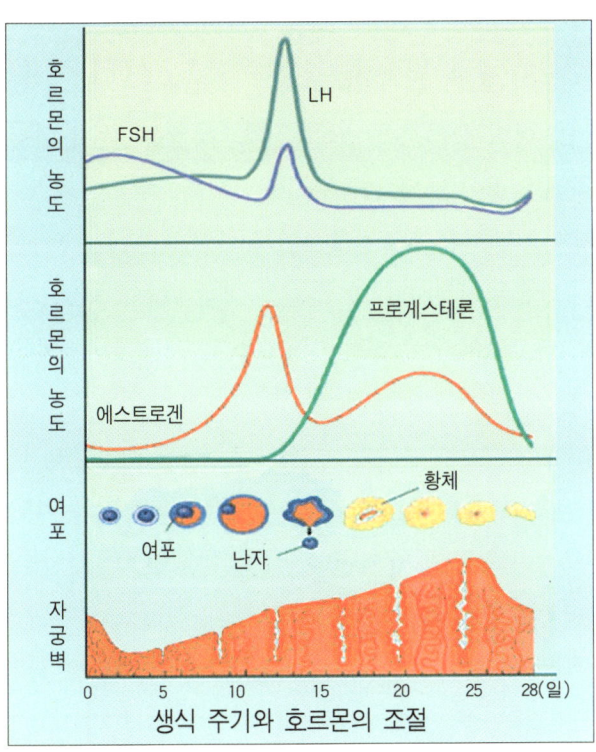

생식 주기와 호르몬의 조절

비해서 재생하는 역할을 한다. 이처럼 자궁내막 중에서도 기능층은 월경 때마다 떨어져 나오고, 기저층은 그것을 복구한다는 역할을 반복하고 있는 셈으로, 이것이 월경 주기를 만든다.

이처럼 자궁내막은 임신에 대비해서 변화를 되풀이하고 있는데, 그렇다면 임신은 어떻게 성립하는 것일까?

임신의 성립을 위해서는 우선 여성 쪽은 배란(난소에서 난자가 나오는 것)이 필요하다. 월경의 출혈이 시작된 날을 제1일이라고 한다면 약 제14일째 무렵에 배란이 일어난다. 배란된 난자는 난관의 난관채에 받아들여 난관 속으로 보내진다.

한편 정자는 질에 사정되면 질에서 자궁경부, 자궁체부를 통과해서 난관에 도착, 난관팽대부라는 장소에서 난자와 정자가 만나게 되고, 여기서 서로가 맺어지는데, 이것을 '수정'이라고 한다. 이로써 수정란이 만들어진다.

수정란은 세포분열을 반복하면서 난관에서 내강까지 보내지고, 자궁내막에 달라붙어 내막 속으로 파고들어간다. 자궁내막에 수정란이 파고들어가는 것을 '착상'이라고 하며, 이로써 임신이 성립된다.

지금까지 설명한 난관과 자궁의 구조를 현미경으로 보면, 난관은 그 내강의 상피세포에 선모라 불리는 짧은 털을 가졌으며, 물 같은 분비액(장액)을 내보낸다. 이것은 난자나 정자, 수정란에 있어서 더 없이 좋은 환경을 만들어 준다.

자궁내막은 분비액을 내보내는 세포(선세포)와 그 틈을 메우는 간질세포라는 성분으로 이루어져 있다. 배란 후에는 수정란이 착상하기에 편리하도록 분비액이 증가한다.

마찬가지로 자궁경부에도 분비액을 내보내는 세포가 있는데, 이것은 경관점액이라는 끈적한 액체를 분비하고 있다. 이 점액분비는 배란 때 절정이 되며, 이 시기에는 정자가 이 점액 속을 통과하여 자궁으로 올라가기에 더할나위 없는 상태가 된다. 배란 후에는 이 점액이 감소해서 정자가 자궁으로 올라가기 힘들어진다.

자궁의 근육도 임신이 성립할 무렵에는 대단히 부드러워져서 수정란이 자라기 쉬운 환경이 된다.

이 난관, 자궁내막, 자궁근, 자궁경부선상피는 난소의 성스테로이드호르몬(에스트로겐, 프로게스테론)의 영향으로 지금까지 설명해 왔던 각각의 변화를 일으킨다. 그러므로 여성의 성기는 난소에서 호르몬의 작용을 받으면서 미묘하게 변화해 가며, 매달 임신을 준비한다.

3. 자궁 내의 환경은 어떻게 통제되고 있나?

자궁은 난소에서 분비되는 여성호르몬(에스트로겐, 프로게스테론)에 의해 통제된다는 것은 이미 설명했다. 그렇다면 이 난소에 변화를 일으켜서 호르몬의 산생을 통제하고 있는 것은 무엇일까? 그것은 뇌에서 분비되는 호르몬으로, 시상하부나 뇌하수체로부터 분비되고 있다. 월경을 예로 들어서 이들 호르몬의 상호 관계에 대해 알아보자.

　뇌 속의 시상하부라 불리는 조직에서는 성선자극호르몬 방출호르몬(그나드트로핀 방출호르몬)이라는 물질이 분비되고 있다. 이 호르몬은 정확히 양쪽 눈의 중앙 부분, 그 안쪽에 있는 뇌하수체를 자극한다. 자극을 받은 뇌하수체는 그나드트로핀이라 일컬어지는 두 종류의 호르몬 물질(난포자극호르몬, 황체화호르몬)을 분비하고, 이들이 혈액에 의해 운반되어 난소에 도달하면 난소의 활동이 일어난다.

　난포자극호르몬은 난소 안에서 난자를 에워싸고 있는 세포에 영향을 미친다. 이 난자를 에워싸고 있는 세포와 난자는 하나의 집단을 만들고 있는데, 이를 난포라고 부른다. 이것이 난포자극호르몬의 작용으로 성장하면 난자를 에워싸고 있는 세포는 호르몬을 만들기 시작한다. 이것이 난소성 스테로이드호르몬의 하나인 에스트로겐이다.

　에스트로겐은 자궁, 난관, 자궁경부에 작용한다. 자궁내막은 에스트로겐의 작용으로 세포가 증식해서 차차로 두터워진다. 그러는 동안 난소에서는 에스트로겐의 산생이 점차 증가한다. 그리고 혈액 속에서 가장 양이 많아졌을 무렵에 이 에스트로겐은 사령센터인 뇌에 작용하고, 뇌하수체로부터 더 많은 난포자극호르몬, 황체화호르몬을 분비시킨다. 그러면 이것이 도화선이 되어서 배란이 일어나는 것이다.

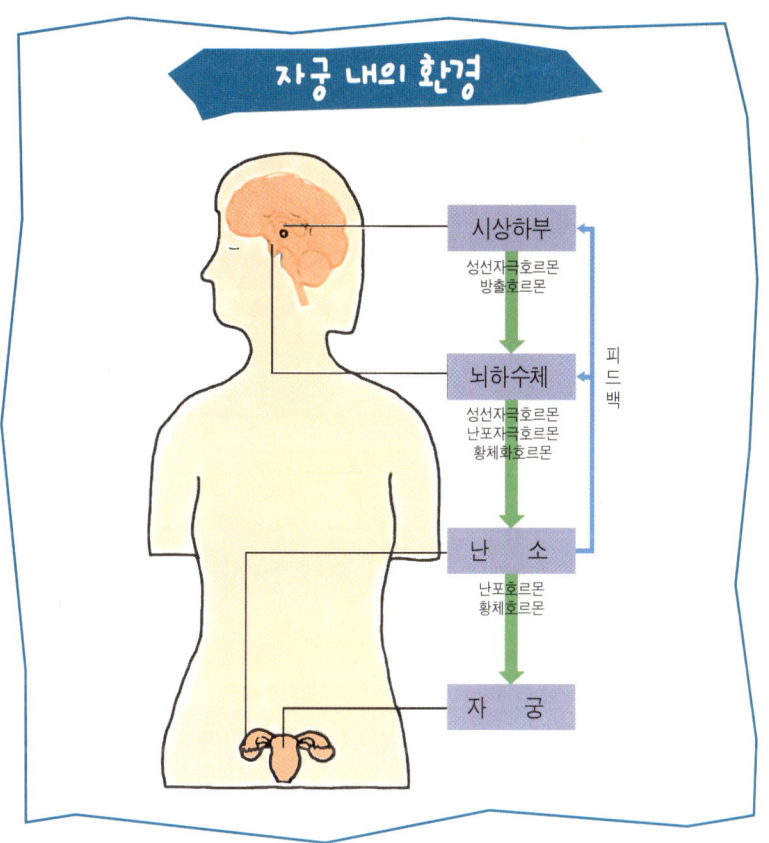

자궁 내의 환경

시상하부
성선자극호르몬
방출호르몬

뇌하수체
성선자극호르몬
난포자극호르몬
황체화호르몬

피드백

난 소
난포호르몬
황체호르몬

자 궁

　난자를 방출한 다음의 난소에서는 난자를 에워싸고 있던 세포
가 황체세포라는 세포로 변하며, 에스트로겐과 함께 프로게스테
론이라는 호르몬을 만들기 시작한다. 이 프로게스테론이 작용하
기 시작하면 자궁내막은 증식을 멈추고 분비물을 만드는 세포로
변해 간다. 다시 말해 수정란의 착상을 위한 준비를 시작하는 것
이다.

　한편 난소에서 만들어지는 프로게스테론은 뇌하수체에 작용하

여, 이번에는 뇌하수체로부터의 호르몬의 산생을 점차 억제하게 된다.

이 황체세포에는 수명이 있어서 통상은 14일 정도 지나면 작용이 둔해진다. 그러나 임신하면 임신에 의한 자극으로 황체의 수명은 길어진다. 그러므로 임신하지 않으면 황체세포는 대략 14일 정도에서 에스트로겐, 프로게스테론의 산생량을 줄인다.

이렇게 되면 그때까지 이들 호르몬에 의해 유지되고 있던 자궁내막은 호르몬의 변화를 감당하지 못하고 기능층 부분부터 붕괴되기 시작한다. 이때 자궁내막의 조직 속에서 출혈이 일어난다. 이것을 우리는 월경이라고 부른다.

월경의 출혈은 자궁내막이라는 조직이 떨어져 나오는 것이므로 좀처럼 지혈하기 어려운 상태의 출혈이다. 그러나 자궁은 수축하는 능력을 갖고 있는 조직(평활근)으로 되어 있어서, 월경이 일어나면 이 근육이 수축해서 자궁내막을 부양하는 혈관을 조여 자연히 지혈할 수 있게 한다. 최초의 출혈이 일어난 후 완전히 출혈이 멈추게 되기까지는 약 7일 정도의 시간이 필요하다.

이 월경의 출혈이 멈추면 지난 배란으로 만들어졌던 황체세포는 에스트로겐과 프로게스테론 생성을 감소시킨다. 그러면 이들 호르몬의 작용으로 억제되어 있던 뇌하수체에서의 그나드트로핀의 분비가 재개, 다음에 배란할 예정인 난포를 자극하여 다시 배란을 위한 일체의 과정을 통제하기 시작한다.

월경의 평균 주기는 28일이지만 2일 정도는 빨라질 수도 늦춰질 수도 있다. 이것은 월경이 시작한 날부터 14일째에 배란이 일어나고, 배란한 후에 생긴 황체 또한 14일째에는 그 작용이 저하되는 것을 고려해 계산한 주기이다.

그러나 14일째보다 더 일찍 배란을 일으키는 사람이나 그보다 늦게 배란하는 사람도 있고, 또 황체도 14일째보다 일찍 작용이 저하되는 경우가 있어 실제로 여러 가지이다.

이와 같은 이유에서 배란주기를 갖고 있는 여성의 95%는 21~45일간이라는 상당한 폭이 있는 주기로 월경을 반복하는 것으로 알려져 있다. 반대로 말하면 주기가 21일 미만 또는 46일 이상인 경우 배란이 일어나지 않거나 황체의 기능이 좋지 않은 등 난소의 기능 이외에 이상이 있을 가능성이 있다.

이처럼 월경의 구조는 난소와 뇌와의 캐치볼 같은 구조로 되어 있다. 정신적 스트레스, 극단적인 다이어트, 격렬한 스포츠 등은 뇌의 시상하부를 통해 이 캐치볼에 나쁜 영향을 미칠 수가 있으며, 그 결과 배란이 일어나지 않고 월경도 나오지 않는 상태가 올 수도 있다.

또 체내에는 갑상선호르몬, 부신피질호르몬, 성장호르몬 등 다수의 호르몬이 있는데, 이들 호르몬도 난소성 스테로이드호르몬 사이에서 서로 복잡한 네트워크를 만들며 상호관계를 맺고 있다.

따라서 한 군데에 이상이 일어나면 위에 열거한 월경의 주기를 조절하고 있는 호르몬에도 영향이 생겨 월경 이상이 일어날 가능성이 있다.

이처럼 여성의 월경 주기는 중추신경계(뇌)나 그밖의 여러 가지 요소를 매개로 난소성 스테로이드호르몬에 의해 조절되고 있다. 바꾸어 말하면 여성에게 있어서 순조로운 주기의 월경이란 건강의 바로미터라 할 수 있다.

4. 자궁은 연령에 따라 어떻게 변화하나?

자궁은 아기가 어머니의 배 속에 있는 동안에 이미 형태가 완성되어 있다. 그러나 유아일 때는 난소가 작용하지 않기 때문에 별로 변화하지 않는다. 사람에 따라 다르긴 하지만 10~16세 무렵이 되면 초경이 시작된다.

이것은 앞에서도 설명했듯이 뇌와 난소와의 사이에 호르몬의 캐치볼이 시작, 난소에서 나온 성 스테로이드호르몬이 자궁내막에 작용하게 됨에 따라 시작되는 것이다. 다만 월경이 시작되더라도 처음 몇 년 동안은 아직 호르몬의 상호관계가 충분하지 못하기 때문에 월경이 순조롭지 못한 경우가 많다.

월경을 되풀이하는 동안에 자궁은 서서히 성숙하게 되고, 성 성숙기에 들어서서 임신, 분만이 가능해진다. 그리고 개인차는 있지만 50세 전후가 되면 중추신경계, 뇌하수체, 난소, 자궁의 관계에 불균형이 생기게 되고, 갱년기부터는 폐경기에 들어간다. 폐경기에는 난소에서의 성 스테로이드호르몬의 저하에 의해 자궁은

기능을 상실하여 조그맣게 위축된다. 이처럼 자궁은 난소성 스테
로이드호르몬과 함께 그 길을 걷는다.

2

자궁근종과 그 원인

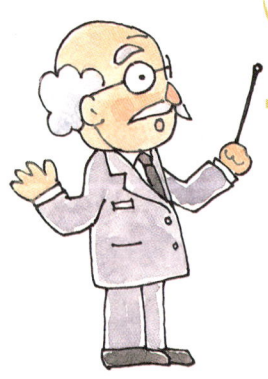

자궁근종은 양성의 경과를 거치는
종양으로 커지는 속도는 느리며,
다른 장기에 전이하는 성격은
거의 없다.

1. 자궁근종이란 어떤 병인가?

자궁이 평활근으로 이루어져 있다는 것은 앞서 말했지만, 이 평활근 속에 혹 같은 덩어리(이것도 평활근으로 되어 있다)가 생기면 이를 자궁근종이라고 부른다. 보통 공 같은 구형을 하고 있으며, 하나뿐일 때도 있지만 몇 개씩 생기는 것이 일반적이다.

자궁근종은 양성의 경과를 거치는 종양이다. 커지는 속도는 느리며, 또 다른 장기에 전이하는 성격은 거의 없다. 근종은 주위의 정상적인 근층을 밀어내면서 시간을 두고 조금씩 커져 가는 것이라고 생각하면 된다. 크기는 현미경으로 간신히 확인할 수 있는 것에서부터 수십 센티미터의 크기까지 보고되고 있다.

자궁근종의 단단하기는 소프트볼 정도의 굳기고, 그 속은 일반적으로 분홍색 혹은 회백색을 띠고 있다. 그러나 그중에는 자궁근종을 부양하고 있는 혈액의 흐름이 갑자기 나빠진 덕분에 내부

자궁근종의 모습

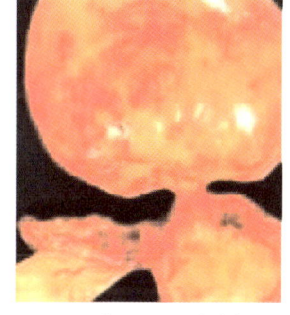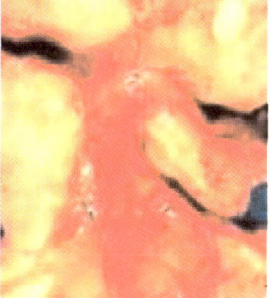

자궁근종은 일반적으로 분홍색 혹은 회백색을 띤다.

에 혈액이 충만해서 암적색인 근종도 있다. 또 근종의 세포가 죽어 버리면 근종은 부드러워지고 황색을 띠게 된다. 나아가 그것이 진행되면 투명한 젤라틴 모양의 물질로 변한다. 또 칼슘이 침착되어 생기는 근종도 있는데, 이것은 돌처럼 단단해서 엑스선 사진에 분명히 찍혀 나온다.

2. 자궁근종은 얼마나 많을까?

자궁근종은 월경이 시작되기 전의 여성에게서는 거의 발견되지 않는다. 또 폐경으로 월경이 멈추게 되면 근종이 있더라도 보통은 그 크기가 작아진다. 따라서 자궁근종은 성인여성으로, 월경이 있는 연령층에서 발견하는 경우가 대부분이다.

그러면 자궁근종을 갖고 있는 여성은 어느 정도나 될까? 모든 여성을 진찰해서 그 수를 산출해낼 수는 없으므로 정확한 수치는 알 수 없다. 그러나 일반적으로 성인여성 10명 중 2~4명 정도는 자궁근종을 갖고 있는 것으로 추정된다. 극히 작은 근종까지 상세하게 조사한다면 거의 모든 성인여성에게 자궁근종이 있을 것으로 생각하는 학자도 있다. 이와 같이 생각해도 이상하지 않을 정도로 흔한 병이 자궁근종이다.

따라서 자궁근종으로 진단되었더라도 '왜 내게 이런 병이?' 라던가 '무엇이 안 좋아서 자궁근종이 생겼을까?' 하고 자신을 책망할 필요는 없다.

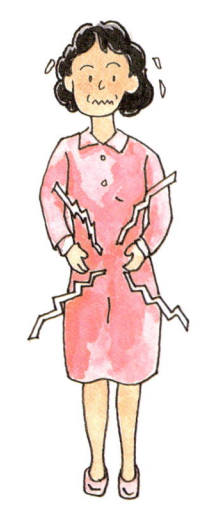

자궁근종으로 진단되었더라도 자신을 책망할 필요는 없다.

18세 미만에 자궁근종이 발생하는 것은 드문 일이지만, 최근에는 초경 연령이 저령화되면서 20세 전후반의 여성에게서도 근종이 발생하는 것을 볼 수 있다.

그러나 전체적으로 보면 근종에 관련된 증상이 나타나는 것은 30대 중반 정도가 가장 많으며, 30~50대까지가 근종 증상의 발현세대라고 할 수 있다.

3. 자궁근종은 왜 생기나?

자궁은 인류의 자손을 키워나가기 위해 빼놓을 수 없는 중요한 장기이다. 자궁근종은 이처럼 인류에게 있어서 극히 중요한 부위에 흔히 생길 수 있는 병인데도 불구하고 발병 이유는 거의 알려지지 않고 있다.

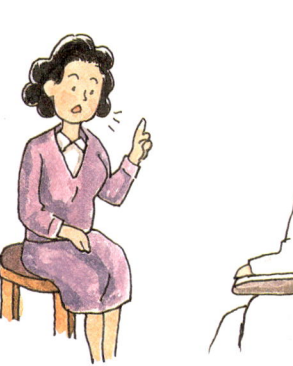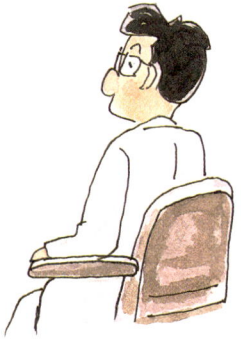

자궁근종의 발병 이유는 거의 알려지지 않고 있다.

그러나 자궁근종은 월경이 시작되기 전의 여성에게서는 거의 발생하지 않는다는 것, 또 월경이 끝나는 연령이 되면 근종이 작아진다는 것을 생각하면, 자궁근종의 발육에는 월경을 일으키는 호르몬, 즉 여성 호르몬인 난포호르몬(에스트로겐)이나 황체호르몬(프로게스테론) 등이 근종의 성장에 깊이 관계하고 있지 않을까 추측되고 있다.

근종이 커 가는 환경을 보면 난소로부터의 호르몬이 필요하다는 것은 이해할 수 있지만, 자궁의 근육 속에 왜 근종으로 자랄

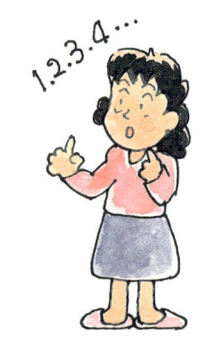

세포의 싹이 생겨나는지는 의문이다. 또 자궁 속에 근종이 하나만 발생하는 일은 드물고, 대부분 동시에 여러 개가 발생한다. 많을 경우에는 100개 이상이 생길 때도 있다.

지금까지의 연구 결과로는 같은 자궁 속의 복수의 근종이, 각각 다른 세포를 토대로 발생하고 있음이 확인되고 있다. 이것은 하나의 근종이 다음 근종을 만들어가는 것이 아니라, 각각 다른 많은 근종의 싹이 자궁 근육 속에서 생겨나고 있음을 나타내고 있다.

그 원인으로 난소에서 만들어지는 호르몬의 하나인 에스트로겐과의 관련성도 생각해 볼 수 있다. 그러나 동물에게 장기간 에스트로겐을 대량으로 투여하더라도 실험적으로 자궁 근육 속에 근종을 만들 수는 없었다. 그것으로 볼 때, 이미 만들어져 있는 자궁 근육에 호르몬을 작용시킨다고 근종의 싹이 생겨나는 것은 아니라고 할 수 있다.

그렇다면 자궁 근육이 생겨나기 전의 단계도 고려하지 않으면 안 된다. 자궁의 근육은 아기가 어머니의 배 속에 있을 때 만들어지기 시작한다. 이때 뭔가의 원인에 의해 근종의 싹이 만들어질 가능성도 있는 것이 아닐까 생각된다. 자궁의 근육세포와 아주 약간 성격이 다른 근육세포가 만들어져서 그것이 자궁 이곳저곳에 잠재해 있는 것인지도 모른다.

이처럼 아주 미세하게 성격이 다른 근육세포가 사춘기가 되어서 난소에서 호르몬이 나오기 시작하면 그 영향에 의해 자라기 시작, 몇 년의 세월에 걸쳐서 조금씩 커져서 근종으로 진단되는 것이 아닐까 생각하면 근종이 생겨나는 구조가 훨씬 이해하기 쉬워진다. 그러나 이것은 아직 완전하게는 증명된 것은 아니다.

또 하나의 가설이 있다. 자궁의 근육은 아기를 키우기 위해 매달 월경주기 때마다 커질 준비를 하고 있다. 배아가 일어나면 자궁의 근육은 임신에 대비하여 증식하고자 준비하기 시작한다. 그러나 임신이 성립하지 않으면 증식하려던 자궁근 세포의 작용에 급브레이크가 걸린다. 이 세포가 증식하고자 하는 구조가 어중간한 상태에서 중지하게 되면 세포에 이상이 일어날 경우가 있다. 그러므로 월경을 반복하는 것 자체가 자궁의 근육 속에 근종의 싹이 될 세포를 만들어내는 원인일 가능성도 있다.

그러나 이 가설에 따르면 출산 경험이 없는 사람, 출산 횟수가 적은 사람에게 자궁근종이 많이 나타나지만, 실제로는 출산횟수와의 관련성은 밝혀진 것이 없다.

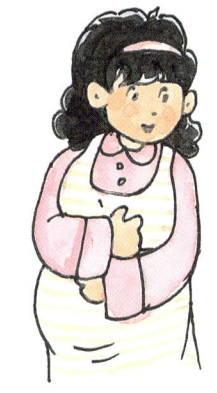

자궁근종과 출산횟수와의 관련성은 밝혀진 바 없다.

흔히 자궁근종은 호르몬 분비가 정상인데다 순조로운 월경주기를 갖고 있던 여성에게 많이 나타나는 경향이 있다.

한편, 평균적인 폐경 연령은 50세이지만, 자궁근종이 있는 여성은 평균보다 2~3년 정도 폐경이 늦어지는 것으로 알려져 있다.

어쨌든 이와 같은 근종의 싹은 상당히 많은 여성에게 잠재해 있는 것으로 추정된다. 그러나 이 싹이 크게 자라서 여러 가지 증상을 보일 경우와 그렇지 않을 경우가 있다. 이것은 난소에서 나오는 호르몬의 작용이나 그에 대한 근종의 싹 자체의 반응 차이에 의해 자라는 상황에도 차이가 있는 것이 아닐까 생각된다.

보통, 자궁근종은 악성 종양이 아니므로 터무니없이 커지는 일은 거의 없다. 근종의 싹 중 난소 등 호르몬에 잘 반응하는 것만이 커지기 쉽다고 볼 수 있다. 따라서 근종이 있어도 평생 아무 문제없이 지내는 사람도 적지 않다.

근종의 발육에 가장 큰 관련을 갖고 있는 것은 난소로부터의 호르몬, 즉 난소성 스테로이드호르몬이 아닐까 생각된다. 그것은 다음과 같은 사실 때문이다.

① 근종은 성 성숙기를 중심으로 하여 발육한다.
② 근종은 폐경이나 양쪽 난소 적출 후에 작아진다.
③ 난소성 스테로이드호르몬이 증가하는 임신 중에 근종이 커지는 경우가 많다.
④ 난소성 스테로이드호르몬을 함유한 경구피임약(필)을 복용하면 근종이 커지는 수가 많다.
⑤ 뇌하수체에 작용해서 난소성 스테로이드호르몬의 분비를 억제하는 약을 사용하면 근종이 작아진다.

이처럼 난소성 스테로이드호르몬, 즉 에스트로겐이나 프로게스테론이 근종의 발육에 알맞은 환경을 만들고 있는 것으로 오래 전부터 추측되고 있다.

4. 자궁근종은 어떤 부위에 생기나?

근종은 공 모양의 단단한 혹과 같은 것으로서 평활근이라는 근육과 선유조직으로 이루어져 있다. 자궁도 평활근이라는 근육으로 되어 있지만 근종의 조직은 자궁근의 조직과는 다른 성질을 갖고 있으며, 근종만이 덩어리가 되어서 팽창하듯 커져 간다. 성질은 양성이므로 주위 근육을 침범하거나 다른 장기로 전이할 우려는 거의 없다.

자궁근종은 자궁이 생긴 장소에 따라서 나음 세 가지로 나뉜다.

- 장막하근종 — 자궁의 가장 바깥쪽을 덮고 있는 장막 밑에 생기는 것으로서 자궁 바깥쪽에 돌출해서 커진다. 줄기가 나와서 자궁으로 늘어지듯 성장하는 것도 있어 이를 유경성 장막하근종이라고 부른다.
- 근층내근종(자궁벽 내 근종) — 자궁의 근층 속에서 증식한 근종이다. 주변 자궁근을 밀어내면서 커진다.
- 점막하근종 — 자궁 안쪽을 덮고 있는 점막(자궁내막) 아래에 있는 근종으로 자궁강 내에 돌출하고 있다. 줄기가 있는 유경성 점막하근종이 생길 수도 있어 유경성점막하근종이 자궁 경부로까지 뻗어내려 와서 질로 얼굴을 내민 특수한 상태를 근종분만이라고 한다.

근종은 하나만 생길 경우도 있지만 보통은 여러 종류의 근종이 생겨서 자궁이 요철을 만들고 근종의 성장과 함께 비대해진다. 그중에는 100개 이상이나 되는 근종이 생긴 경우도 있다.

또 근종이 성장하는 속도는 모두 똑같은 것이 아니라 같은 자궁에서 생긴 것이라도 언제까지나 커지지 않는 것이 있는가 하면 어느 정도 속도를 가지고 커지는 것 등 여러 가지가 있다. 때로는 유아의 머리 크기만큼 성장해서 하복부가 팽창, 스스로 그곳에 혹이 있는 것을 만질 수도 있다.

그러나 난소의 기능이 쇠퇴하는 시기의 폐경 후에는 근종은 점점 작아진다.

5. 자궁근종은 악성화하는가?

자궁근종과 합병하기 쉬운 것으로 악성종양인 자궁육종이 있다. 자궁육종은 드문 병으로, 현재로서는 화상진단으로 이 양자를 식별하기가 어렵기 때문에 "복수의 근종이 있다는 진단을 받

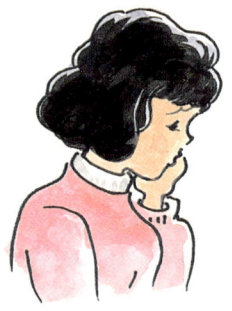

자궁육종은 자궁근종과 합병하기 쉬운 것으로 악성종양이다.

고 수술을 받았더니 안에 육종이 섞여 있었다"는 예도 있다.

원래 양성이었던 근종이 악성화되어 육종이 되는 것인지, 아니면 처음부터 악성인 육종으로서 발생하는 것인지에 대해서는 여러 가지 의견이 있으며 확실한 것은 아직 밝혀지지 않았다. 그러나 지금까지의 임상경험을 토대로 말한다면 근종이 악성화될 가능성이 없다고 확신할 수는 없다.

다만 근종이 악성화된다 하더라도 그 확률은 0.1% 이하로, 만약 양성 근종으로 진단되었더라도 너무 걱정할 필요는 없다.

일반적으로 보통의 근종에 비해서 성장하는 속도가 빠르고, 폐경 후에 커진다고 할 경우는 자궁육종이 의심된다.

경구피임약 ①

월경의 출혈이 시작되고 잠시 지나면 뇌하수체에서 고나도트로핀이 분비되며, 그것이 난소에 작용해서 난소로부터 에스트로겐이 분비된다. 이 에스트로겐의 산생이 증가하면 뇌하수체에서 더 많은 고나도트로핀이 분비되어 이것이 도화선이 되어 배란이 일어난다. 배란이 일어나면 난소에서 프로게스테론이 분비되며 뇌하수체로부터의 고나도트로핀의 분비는 억제된다.

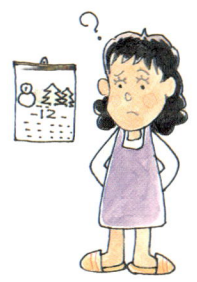

월경의 출현이 시작된 후 고나도트로핀이 분비된다.

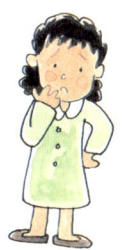

배란이 일어나면 난소에서 프로게스테론이 분비된다.

이처럼 배란에는 뇌하수체로부터의 고나도트로핀의 분비가 필요하다. 프로게스테론에는 이 고나도트로핀의 분비를 억제하는 작용이 있는 것으로, 혈액 속의 프로게스테론의 농도를 어느 일정한 선으로 유지하면 고나도트로핀의 분비가 억제되어서 배란이 일어나기 힘든 상태를 만들 수 있다.

그래서 프로게스테론 혹은 프로게스테론과 소량의 에스트로겐의 작용을 가진 약을 만들어서 이것을 매일 먹게 되면 고나도트로핀의 분비가 억제되어 배란이 일어나지 않게 되며, 계속 먹게 되면 월경을 늦출 수도 있다. 약을 중지하면 다시 월경이 시작된다.

이와 같은 약을 일반적으로 경구피임약(필)이라고 한다. 해외에서는 피임을 목적으로 곧잘 사용되고 있지만, 우리 나라에서는 피임을 목적으로 필을 사용하는 것은 아직 인정하지 않는다. 월경통이 심해서 어쩔 수 없이 월경을 중지해야 할 때나 월경 시기를 늦출 필요가 있을 때에만 의사의 진찰과 판단하에 처방받는 형태로 되어 있다.

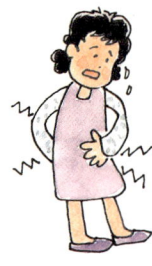

월경통이 심해서 어쩔 수 없이
월경을 중지해야 할 때

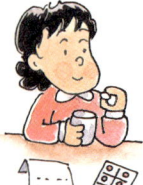

경구피임약은 의사의 진찰과
판단하에 처방받아야

경구피임약에는 몇 가지 종류가 있지만 부작용이 있기 때문에 현재는 성분의 양을 줄여도 높은 효과를 얻을 수가 있는 저용량 필이 개발되고 있다. 구미에서는 이미 사용되고 있지만 우리 나라에서는 아직 허가되지 않고 있다.
프로게스테론 작용을 가진 성분만 들어 있는 필을 만들면 자궁에서의 출혈을 일으킬 수 있으므로 필에는 보통 에스트로겐 작용을 가진 성분도 섞여 있다. 그러나 어쨌거나 필에는 혈액을 응고하기 쉽도록 변화를 일으키는 등의 부작용이 있으므로 주의해서 사용해야 된다. 끽연도 필의 부작용을 심하게 한다.
다음과 같은 경우에는 필을 사용해서는 안 된다.

• 혈전증, 뇌경색, 폐색전에 걸린 적이 있다.
• 심장병이 있다.

• 유방암에 걸린 적이 있다.
• 중증의 호르몬과 관계된 병이 있다.

• 중증 고혈압이 있다.
• 성기에 악성종양이 있다.

3

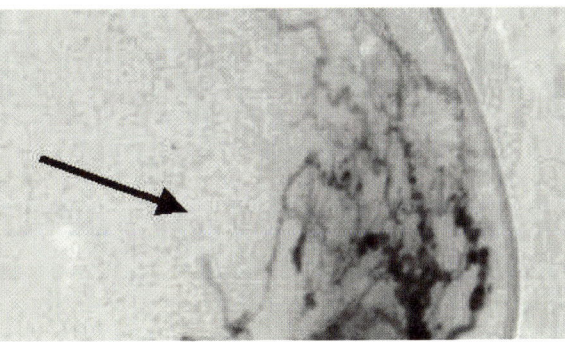

자궁근종의 증상

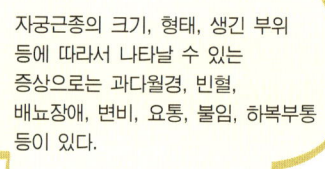

자궁근종의 크기, 형태, 생긴 부위 등에 따라서 나타날 수 있는 증상으로는 과다월경, 빈혈, 배뇨장애, 변비, 요통, 불임, 하복부통 등이 있다.

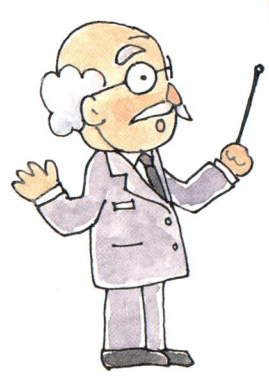

1. 자궁근종일 때 나타나는 증상은?

자궁근종으로 진단된 환자 중 많은 사람이 무증상으로 병원에 왔다가 우연히 발견되는 경우가 대부분이지만, 한편으로는 자궁근종에 의해 야기되는 여러 가지 증상으로 시달려 온 사람들도 있다.

근종의 증상이 고통스러워 수술을 받았던 사람들의 연령을 조사해 보면 35세부터 증가하기 시작, 45~50세가 절정을 이루고 나시 급격히 감소하는 것을 볼 수 있다. 드물게는 10내 후반에 발병하는 경우도 있으며, 최근 저령화하는 초경을 반영하여 젊은 환자들이 증가하고 있는 추세다.

근종의 크기, 형태, 생긴 부위 등에 따라서 나타날 수 있는 증상으로는 다음과 같은 것들이 있다.

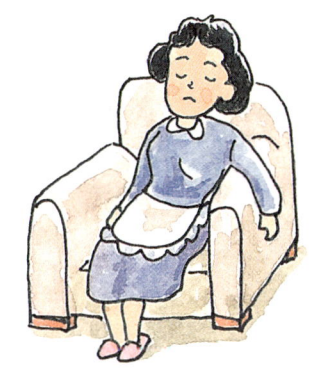

과다월경일 때는 자궁근종을 의심해야 한다.

>>> 과다월경, 빈혈

자궁근종의 증상 중에서 가장 많이 보이는 것이 '과다월경'이다. '대량으로 출혈한다, 생리대를 자주 갈아주지 않으면 속옷을 더럽히게 된다, 간 같은 핏덩어리가 나온다' 등 평소와는 다른 월경을 하며, 그와 동반해서 '현기증이 난다, 몸이 나른하다, 숨이 차고 가슴이 심하게 뛴다' 등 빈혈 증상이 나타난다. 최근 현기증이 난다거나 계단을 오르내릴 때 가슴이 뻐근하며 심하게 두근거릴 때는 근종을 의심해야 한다.

과다월경은 점막하나 점막 가까운 부위의 근층에 근종이 있으

39

면 특히 심하다. 그중에는 심한 빈혈 때문에 쓰러져서 구급차로 병원에 실려가서 수혈을 받는 환자도 있다.

근종이 생기면 왜 과다월경 증상이 나타나는지에 대해서는 분명하지 않지만, 다음과 같이 유추할 수 있다.

① 근종의 혹 크기만큼 자궁내막의 표면적이 넓어져서 월경시에 떨어져 나가는 자궁내막의 양이 증가한다.
② 근종이 있기 때문에 혈류가 변하고, 그 결과 자궁내막의 모세혈관이 확장해서 출혈량이 증가한다.
③ 근종이 있으면 자궁이 잘 수축하지 못하기 때문에 충분히 지혈되지 않는 부분이 생긴다.

한편 근종 환자에게서 곧잘 나타나는 빈혈은 많은 철분을 잃게 되는 데서 일어난다. 과다월경 상태가 장기간에 걸쳐 이어져서 만성적인 철분 부족이 되었을 경우, 빈혈상태에 익숙해진 환자는 만성피로로만 생각하고 스스로는 빈혈을 깨닫지 못하는 경우가 있다.

이 밖에 정상 월경 이외에 출혈하는 부정성기출혈을 보일 수도 있다.

이상과 같은 이유로 그때까지 월경혈의 양이 별로 많지 않았는데 점차 양이 증가할 경우에는 근종이 생기지 않았는지 의심할 필요가 있다.

>>> 월경통

환자에 따라서는 심한 월경통을 호소하는 사람도 있다. 그러나 임상적으로 보면 자궁근종만으로 월경통을 호소하는 사람은 별로 많지 않다. 자궁내막증, 자궁선근증 등 다른 내성기 질병에 자궁근종이 합병하고 있거나, 근종이 자궁내강에서 나오는 점막하근종 등일 경우에 심한 월경통을 보이는 경향이 있다.

자궁근종만으로 월경통을 호소하는 사람은 많지 않다.

>>> 냉(대하)이 증가한다

근종, 득히 점막하근종이 있으년 누런 색을 띤 맑은 물 같은 냉이 증가하는 경우가 있다. 이것은 근종의 혹 부분을 감싼 자궁내막에 궤양(헐은 곳)이 생겨 거기서부터 물 같은 분비물이 스며 나오기 때문이다.

자궁내막에 궤양이 생기는 원인으로서는 근종의 혹 때문에 자궁내막의 혈류가 정체하기 쉬운 점을 들 수 있다. 근종의 혹이 있으면 자궁내막을 담당하는 혈관이 당겨져서 혈액이 잘 흐르지 못하고, 그 결과 자궁내막의 표면이 진무르기 쉬위진다.

덧붙여 말하면 대하는 질감염 외의 원인에 의해서도 곧잘 나타난다. 질에 감염이 없이 대하가 증가하고 있다면 자궁 속에 뭔가 이상이 있음을 의심해야 한다.

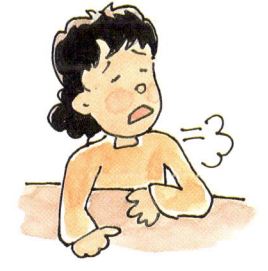

질감염이 없이 대하가 증가한다면 자궁 이상을 의심해야 한다.

>>> 배뇨장애, 변비, 요통

장막하 근종에 의해 자궁 주위의 장기가 압박을 받으면 그에 동반되는 증상이 나타난다. 가령 방광이나 요도가 압박을 받을 경우에는 '빈뇨, 혹은 요의는 있는데 소변이 나오지 않는다, 소변이 새어나온다' 등 배뇨장애가 나타난다.

또 근종이 직장을 압박하고 있기 때문에 변비가 되거나 근종으로 요추가 압박되어 요통이 생길 수도 있다.

>>> 불임

자궁근종이 있어도 정상적으로 임신, 분만하는 사람은 얼마든지 있다. 그러나 근종이 있기 때문에 자궁내막이 요철 모양으로 되어 있으면 수정란이 착상하기 어려울 수도 있다.

또 난관이 근종에 의한 압박을 받게 되면 난자와 정자가 만나기 어려워 불임이 될 수도 있다. 그리고 근종이 생기는 장소에 따라서는 임신을 하더라도 유산될 수도 있다. 그러므로 검사에 의해 근종 이외에 불임의 원인이 발견되지 않을 때는 근종만 제거하는 수술이 필요하다.

>>> 하복부통

유기성점막하 근종이 근종분만 상태이면 자궁이 그 근종을 질로 배출하고자 힘껏 수축하기 때문에 진통과도 같은 규칙적인 복통이 발생한다. 또 근종분만에 의해 자궁의 입구가 마개를 한 상태일 경우에는 자궁이 잘 수축할 수 없으므로 월경시에 대출혈을 일으킨다. 이밖에 유기성장막하 근종의 줄기 부분이 비틀려서 근종에 혈액이 흐르지 않게 되면 돌연 강한 복통이 일어나 쇼크상태에 빠질 수도 있다.

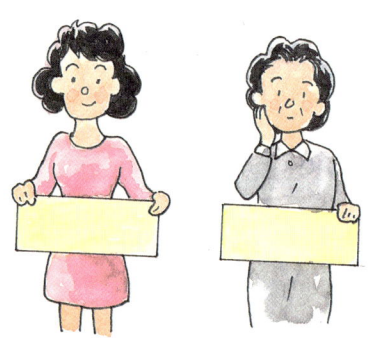

근종분만 상태면 규칙적인 복통이 발생한다.

2. 진단에 필요한 검사

자궁근종과 혼동되는 병으로서는 자궁내막증, 자궁선근증, 자궁육종, 난소종양 등이 있다. 진단에 따라서는 이들 질환과의 감별을 염두에 두면서 다음 순서로 진찰과 검사를 진행한다.

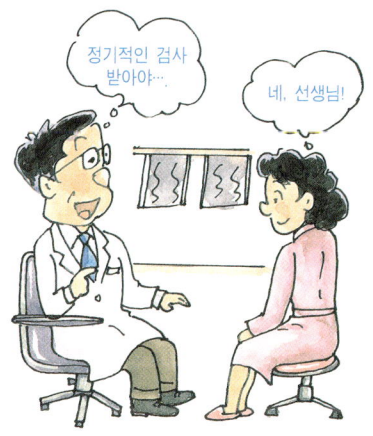

① 먼저 문진을 행히여 월경 이상의 유무(출혈량이 이진에 비해 늘었는지, 출혈 주기는 며칠 정도인지, 부정성기출혈이 있는지), 빈혈증상의 유무, 냉 상태, 복부 압박감의 유무 등에 대해 환자에게 물어서 어떤 증상이 있는지 확인한다.

② 전신 건강상태나 복부 상태, 외음부의 이상 유무를 조사한다 (시진, 외진).

③ 질경진에 의해 분비물의 상태나 출혈, 감염 유무를 체크하거나 질 세포를 채취해서 암의 유무를 체크하는 세포진도 행한다.

④ 내진을 행한다. 질내에 검지와 중지를 삽입하여 자궁의 위치를 확인하면서 하복부를 촉진한다. 내진에 의해 자궁의 크기, 단단함, 종류의 유무, 난소의 부종 유무, 자궁과 주위 장기 유착의 유무 등을 조사한다. 근종이 있으면 자궁이 크며, 요철을 만들거나 탄성의 딱딱한 응어리가 만져진다.

⑤ 직장진을 행하여 중지를 항문에, 검지를 질에 삽입해서 자궁과 직장 사이를 촉진한다. 이 진찰로 자궁 뒤쪽에 근종이 있는지의 여부를 알 수 있다.

자궁의 후면과 직장 사이의 우묵한 곳을 '더글라스 와(窩)'라고 한다. 복강 내에서 가장 낮은 곳으로 복수나 출혈한 혈액, 세포 등은 이곳에 고이게 되므로 복강 내의 정보가 모여 있는 장소라 할 수 있다.

또 월경통이나 자궁 유착의 원인이 되기 쉬운 자궁내막증이 잘 일어나는 부위이기도 하며, 직장진을 행하면 이상이 있는지의 여부를 어느 정도 알 수가 있다. 자궁후벽에서 발생한 유경성 장막하근종, 난소종양의 식별을 위해서도 중요한 정보를 얻는다.

직장진은 산부인과의 경우 중지를 직장 안에, 검지를 질 속에 삽입하고 행한다. 이로써 중지와 검지 사이에 직장과 질을 끼운 형태가 된다. 검지는 질 뒤쪽에 있고 중지는 직장 속의 앞쪽을 진찰하는 형태가 되므로 두 개의 손가락 사이에 있는 부위의 이상 유무를 확인할 수 있다. 이 직장진은 내진과 함께 부인과의 진찰에서 매우 중요하다.

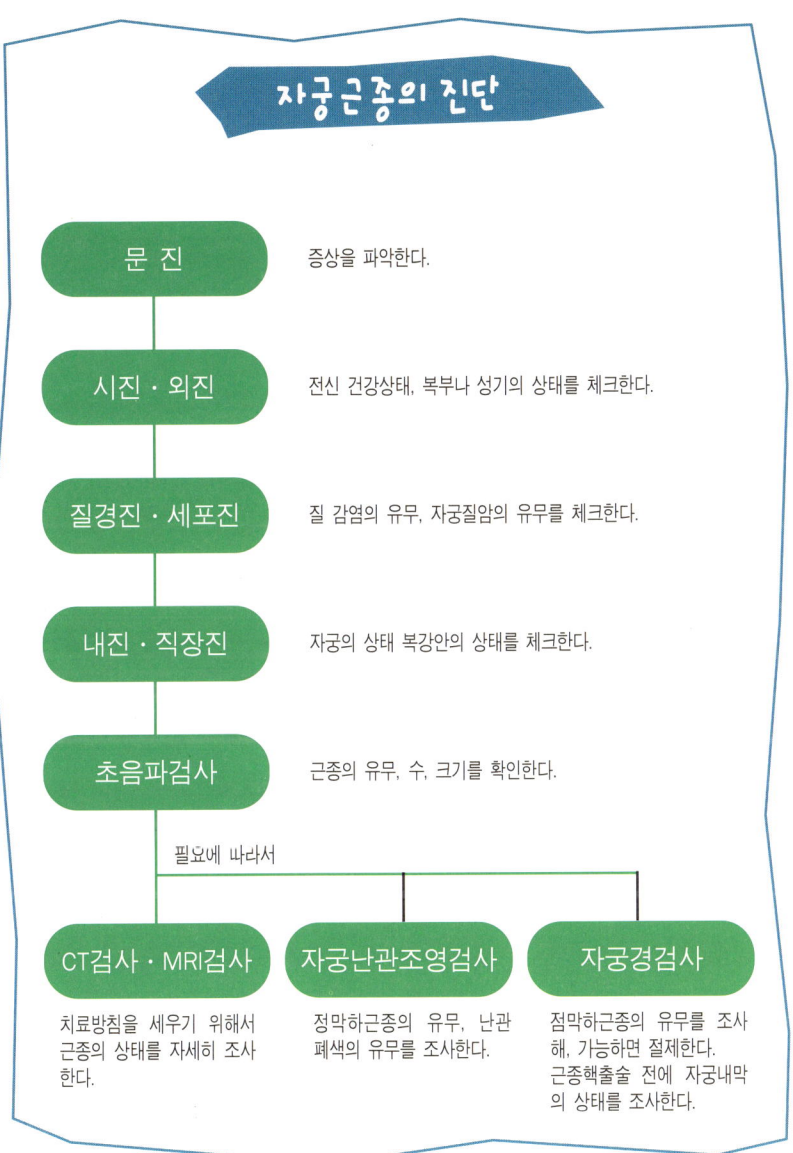

자궁근종의 진단

문 진 — 증상을 파악한다.

시진 · 외진 — 전신 건강상태, 복부나 성기의 상태를 체크한다.

질경진 · 세포진 — 질 감염의 유무, 자궁질암의 유무를 체크한다.

내진 · 직장진 — 자궁의 상태 복강안의 상태를 체크한다.

초음파검사 — 근종의 유무, 수, 크기를 확인한다.

필요에 따라서

CT검사 · MRI검사
치료방침을 세우기 위해서 근종의 상태를 자세히 조사한다.

자궁난관조영검사
정막하근종의 유무, 난관 폐색의 유무를 조사한다.

자궁경검사
점막하근종의 유무를 조사해, 가능하면 절제한다. 근종핵출술 전에 자궁내막의 상태를 조사한다.

3. 정확한 진단이 가능한 화상진단

내진, 직장진으로 상당히 정확한 진단을 할 수 있지만, 그 진단을 확인하기 위해, 혹은 내진에 의한 진단에 대해 망설여질 경우 화상진단을 행한다. 자궁근종이라도 화석화해서 돌처럼 단단하게 만져지는 것이나 조직이 변성해서 부드러워져 있는 것 등 여러 가지가 있으므로 난소종양이나 자궁선근증 등과의 식별을 염두에 두고 화상진단을 행한다.

>>> 초음파검사(에코)

통증을 동반하지 않고 외래로 검사할 수 있으며, 비용이 낮다는 이점이 있으므로 화상진단에서는 우선 초음파검사를 행한다.

이 검사에서는 복부의 피부 위에 프로베를 대는 경복초음파검사, 질내에 프로베를 삽입하고 관찰하는 경질초음파검사 두 종류가 있다. 각각의 장점과 단점을 가려서 양쪽을 병용해 진단하면 보다 정확한 진단을 할 수 있다.

전형적인 근종의 에코상은 분명한 경계를 가지며, 내부가 불규칙한 형태의 구형의 화상으로 관찰된다. 고령자에게 많이 보이는 화석화변성, 출혈을 동반하는 근종, 괴사(壞死)를 동반하는 근종 등 근종의 변화에 따라서 에코의 휘도(화면상의 밝기)도 변화하므로 근종의 성격을 어느 정도 추찰할 수가 있다. 근종과의 식별이 까다로운 자궁선근증은 에코에서는 경계가 불분명한 상을 나타낸다.

불임여성(37세, 결혼 13년)의 자궁근종 치료

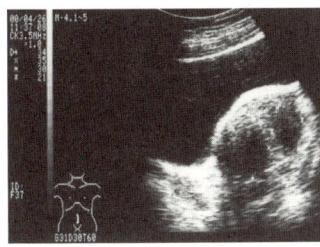

[치료전]
3.5x3.4cm² + 3.0x2.1cm² 2개의 자궁 근종.

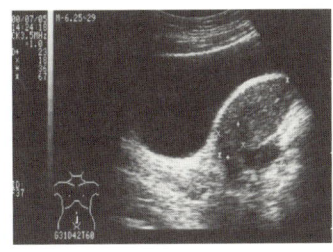

[치료중]
2.3x1.8cm²으로 죽소됨. 내막도 잘 보이고, 자궁 크기도 3.6x6.7cm²으로 정상회복됨.

>>> CT화상, MRI화상

CT화상에서는 근종이 있다고 생각되는 경우라도 그 위치, 수, 성격 등 정확한 진단이 어렵다. 방사선피폭 문제도 있다. 그것에 비해 MRI화상에서는 방사선피폭 문제도 없고 또 화상의 정밀도가 CT화상보다 훨씬 정밀하므로 근종의 수와 위치를 분명히 알 수 있다.

주의깊게 관찰하면 근종핵이 5mm 정도인 작은 것까지도 포착할 수가 있으며, 자궁선근증과의 식별도 용이하다. 특히 MRI화상에서는 세로, 가로, 대각선 방향 등 필요한 단면상을 얻을 수가 있기 때문에 입체적인 위치관계를 포착할 수 있다. 또 자궁근종과의 식별이 필요한데도 불구하고 가장 식별하기 어려운 자궁육종의 진단에서는 조형을 포함한 MRI화상 진단이 가장 유용하다.

물론 최종진단은 수술에 의해 적출된 자궁의 병리진단이 아니면 할 수 없다.

앞에서도 설명했듯이 모든 병례에 CT화상이나 MRI화상이 필요한 것은 아니다. 의사가 보다 상세한 정보가 필요하다고 판단했을 경우에 이러한 검사들을 행한다.

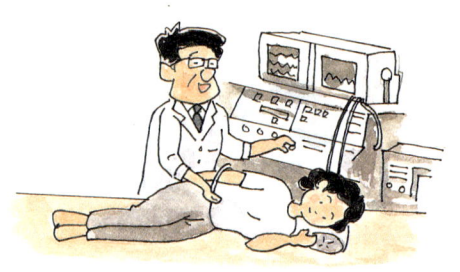
CT화상이나 MRI화상으로 근종의 위치와 수를 정확히 알 수 있다.

MRI화상을 찍을 경우, 매우 강한 자장 속에 들어가지 않으면 안 된다. 그러므로 심장에 페이스메이커를 달고 있는 사람이나 슬관절, 고관절에 금속제 인공관절을 넣고 있는 사람, 뇌의 동맥류로 금속제 클립을 사용하고 있는 사람 등은 검사할 수 없다.

한편 CT에는 단순 CT와 조형 CT가 있으며, 한 번의 검사로 양쪽 화상을 얻을 수 있다.

단순 CT에서는 정상근층과 근종핵의 구별이 얻어지지 않고, 자궁의 형태가 전체적인 실루엣으로 그려진다.

다음에 조형제를 주사하면 혈액이 많이 흐르고 있는 정상 자궁근이나 자궁근종 주변의 자궁근, 그리고 혈액의 흐름이 약간 적은 자궁근종의 내부 사이에는 조형제의 흐름에 차이가 생긴다. 즉 자궁근은 조형되기 쉽고 이에 반해 근종은 조형되기 어려워지므로 근종 덩어리가 자궁근과 분명한 경계를 가진 상으로 떠오르는 것이다.

MRI는 T1 강조화상, T2 강조화상이라는 두 종류의 사진 촬영을 하는 것이 기본이다. 그중에서도 자궁근종은 T2 강조화상에 의해 상세한 정보가 얻어진다. 근종핵은 5mm 이상의 것이라면 거의 진단할 수가 있다.

통상 근종은 T2 강조화상으로 경계가 명료한 저신호(검게 찍힌다) 결절상으로서 인정된다. 주변의 정상 근층(회색으로 보일 때가 많다)이 근종에 의해 밀쳐져서 검은 근종핵의 상을 에워싸고 있는 것이 특징이다.

자궁선근증은 T2 강조화상에서는 정상 근층과의 경계가 분명하지 않은 저신호병변으로서 나타난다. 선근증은 자궁내막이 자궁근층 내에 침입한 상태로서, 근층 내에서 주기적으로 월경과 같은 출혈을 일으키는 것으로 생각할 수 있다.

이 출혈 상태를 반영하는 것으로 생각되는 점상의 고신호상이 T1, T2 강조화상 쌍방에 의해 관찰되는 것이 특징이다. 또 근종은 자궁내막을 압박해서 변형시키는데, 선근증에서는 자궁내막의 변형이나 압박 등의 상을 나타내는 일은 거의 없으며, 때로는 톱니 모양의 들쭉날쭉한 모양으로 나타난다.

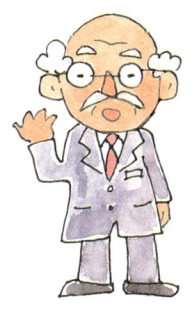

4. 자궁의 변형을 조사하는 자궁난관조형

질을 통해서 조형제를 자궁의 난관에 넣고 자궁 변형의 유무나 난관의 통과성 유무를 조사하는 검사법이다. 자궁내막 쪽에 영향을 미치는 근종이 있는지 어떤지 이 검사로 알 수 있다.

최근에는 초음파, CT, MRI 등 화상검사로도 이와 같은 정보를 어느 정도 얻을 수 있기 때문에 자궁근종이 의심될 경우는 우선

적으로 화상검사를 행한다. 그러므로 근종을 진단하기 위해 반드시 해야 하는 검사는 아니다.

5. 자궁 안을 직접 관찰하는 자궁경

위카메라와 비슷한 파이버스코프를 질에 삽입하고 자궁강 안을 직접 관찰하는 검사다. 자궁내막의 이상(암이나 폴립 등)을 진단할 때 큰 도움이 된다.

또 자궁강에 돌출해 있는 자궁근종(점막하근종)의 상태를 관찰할 수도 있다. 이 점막하 근종이 줄기를 갖고 늘어져 있을 경우(유경성 점막하근종)는 근종 부분을 줄기 있는 곳에서부터 비틀어 제거하는 것도 가능하다.

따라서 점막하근종이 줄기를 갖고 늘어져 있는 상태인지 여부를 관찰하고 동시에 비틀어 제거하는 치료를 행할 목적으로 이 검사를 할 수도 있다. 또 이 자궁경에 전기메스를 부착한 히스테로스코피가 있다면 자궁내막 속에 돌출해 있는 근종(그다지 분명한 줄기가 없는 근종일 경우)을 자궁경으로 보면서 전기메스로 조금씩 깎아낼 수도 있다.

이 검사는 자궁난관조형검사와 마찬가지로 근종 진단을 위해 반드시 행해야 하는 검사는 아니다. 근종핵출술(근종만을 제거하고 자궁은 남기는 수술)이나 약물요법 등 자궁을 남기는 방향에서의 치료(보존적 치료)를 행할 경우에, 사전에 자궁내막에 암 같은 병

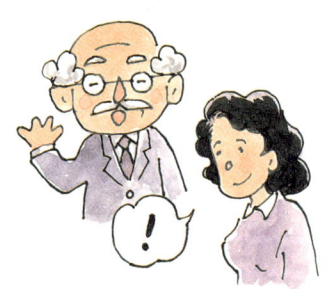

히스테로스코피 검사는 자궁근종 진단을 위해 반드시 해야 하는 검사는 아니다.

이 있는지의 여부를 조사하기 위해 행할 수 있다.

6. 철결핍성 빈혈을 조사하는 혈액검사

현재 혈액학적으로 자궁근종을 진단할 유효한 물질은 없다. 과다월경에 의한 철결핍성 빈혈이 합병하고 있을 경우, 혈액검사에 의해 그 정도를 알 수 있다.

7. 암 진단에 빼놓을 수 없는 세포진, 조직진

세포진은 자궁경부(자궁입구)와 자궁강 내를 부드러운 면봉 등으로 문질러 세포를 채취, 이것을 염색해서 이상한 세포의 유무를 현미경으로 관찰하는 검사이다. 주로 자궁경부나 체부의 암 진단에 사용된다. 여기서 이상이 있으면 각각의 부위에서 조직을 채취하여 얇게 잘라서 현미경으로 관찰한다. 이것을 조직진이라고 한다. 이 두 가지 검사로서 자궁경부와 자궁내막에 악성종양이 있는지 검사할 수 있다.

자궁근종을 수술하지 않고 보존적으로 치료하고자 할 경우는 자궁경부나 자궁내막에 악성인 병이 없는 것을 확인한 후 경과를 관찰하면 보다 안심할 수 있다. 그러므로 미리 이러한 검사를 받아야 한다.

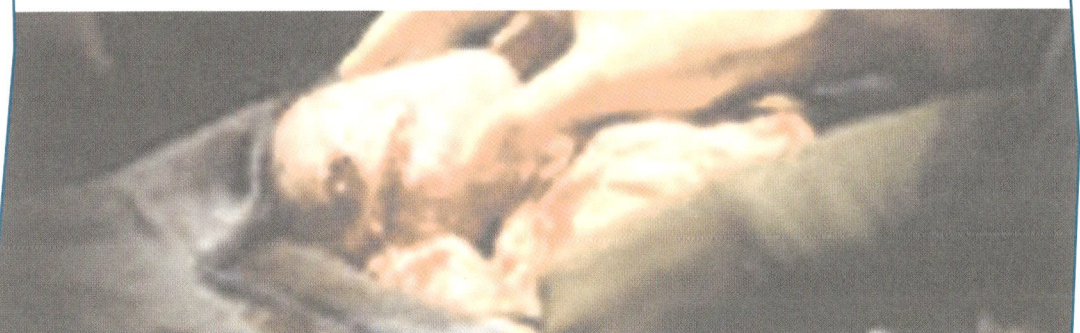

4

자궁근종의 치료

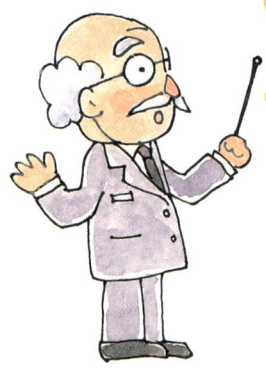

자궁근종에 의해 월경 출혈이
많아졌다거나 출혈이 잘 멎지 않게
되었거나 빈혈이 일어나거나 하면
치료가 필요하다.

1. 자궁근종 수술의 필요성

기본적으로 자궁근종은 그 자체가 직접적인 영향을 미치는 일은 없다. 따라서 반드시 치료가 필요한 것은 아닐지도 모른다.

그러나 자궁근종에 의해 월경 출혈이 많아졌다거나 출혈이 잘 멎지 않거나 빈혈이 일어나거나 하면 치료가 필요하다. 빈혈에 대해서는 철분을 섭취하면 상당히 개선되지만 월경시의 출혈량 그 자체를 줄일 수는 없다. 특히 근종이 점막하에 생긴 경우에는 출혈량을 줄이기란 좀처럼 어려우므로 수술에 의한 치료도 생각하지 않으면 안 된다. 또 근종이 자궁 주위의 장기를 압박해서 요통, 변비, 빈뇨 등의 원인이 되고 있다고 생각될 때도 수술을 생각한다.

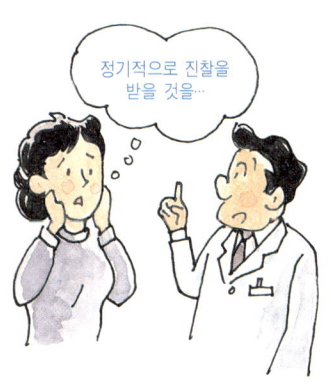

폐경 후의 여성에게 성인남자의 주먹 크기 이상의 근종이 있고, 게다가 경과를 관찰하는 동안에 종류가 커질 경우에는 수술을 고려해야 한다. 종류가 갑자기 커졌다거나 부드러워질 때는 근종이 아니라 악성 육종일 가능성이 있기 때문이다. 폐경 후에 근종은 작아지는 것이 보통이므로 폐경인데도 근종이 작아지지 않을 때는 주의해야 한다.

현재의 의학으로는 근종과 육종을 수술 전에 완전히 구별하기란 그리 용이하지가 않다. 그러므로 '근종이 있으면 수술을 권한다'는 생각도 반드시 잘못된 것이라고만 할 수 없다.

그러나 육종의 빈도는 극히 낮다는 것, 임상경과를 지켜보면 어느 정도 예상할 수 있으므로 근종이 있다고 해서 항상 수술로 연결시킬 필요는 없다.

　다만 근종의 경과를 관찰 할 때는 화상진단 등으로 근종이라는 것을 분명히 확인해 두고, 그후로도 정기적으로 진찰을 받을 것을 권한다. 정기적으로 진찰을 받아두면 근종이 커졌다거나 부드러워졌을 때 의사가 그것을 깨닫고 적절한 처치를 해줄 수 있을 것이다.

2. 자궁근종 수술의 종류

　수술에는 자궁을 적출하는 자궁전적술과 근종만을 제거하는 근종핵출술이 있다.

　근종핵출술은 보통은 수술 후에 임신을 희망할 경우에 행한다. 그러나 근종핵출술을 행하더라도 극히 작은 근종까지 모두 제거할 수는 없기 때문에 몇 년 후에 근종으로 인한 증상이 다시 나타날 수 있다. 단지 단순히 자궁을 남기고 싶다는 이유에서 근종핵출술을 행할 경우에는 재수술을 받아야 할 일이 많아지는 셈이다. 그러므로 더이상의 임신을 희망하지 않는 사람이라면 이 수술은 권하고 싶지 않다.

　자궁전적술의 경우에는 보통 자궁만을 적출하고 적어도 한쪽 난소는 남겨 두어 호르몬의 균형이 무너지지 않게 한다. 자궁의 적출방법은 배를 여는 방법과 배를 열지 않고 질로 적출하는 방법이 있다. 보통 근종이 생긴 자궁은 커져 있기 때문에 배를 열고 적출한다.

특수한 근종으로 근종분만을 일으키고 있는 것은 이 근종을 질 쪽에서 비틀어 떼어냄으로써 근종분만 때의 대량의 출혈을 방지할 수가 있다. 이때 자궁 속에 다른 근종이 없다면 자궁을 남길 수가 있다.

계속해서 각각의 수술에 대해 좀더 자세하게 살펴보자.

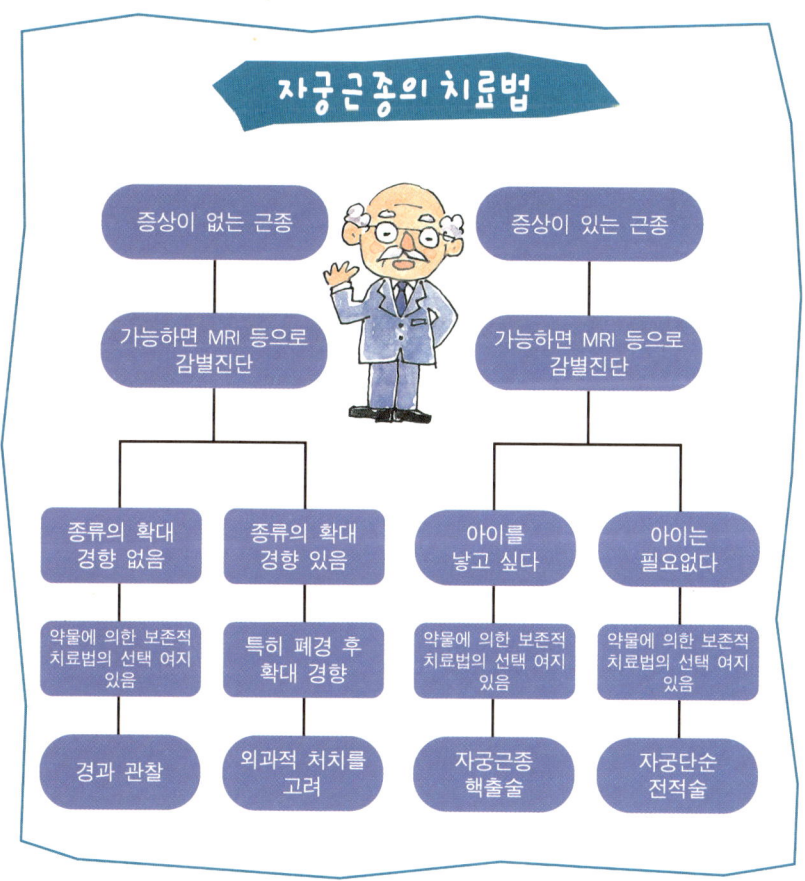

자궁근종의 치료법

증상이 없는 근종 → 가능하면 MRI 등으로 감별진단

- 종류의 확대 경향 없음 → 약물에 의한 보존적 치료법의 선택 여지 있음 → 경과 관찰
- 종류의 확대 경향 있음 → 특히 폐경 후 확대 경향 → 외과적 처치를 고려

증상이 있는 근종 → 가능하면 MRI 등으로 감별진단

- 아이를 낳고 싶다 → 약물에 의한 보존적 치료법의 선택 여지 있음 → 자궁근종 핵출술
- 아이는 필요없다 → 약물에 의한 보존적 치료법의 선택 여지 있음 → 자궁단순 전적술

(1) 근종과 함께 자궁을 제거하는 자궁전적술

근종과 함께 자궁을 떼어내는 자궁전적술은 다음과 같은 장점과 단점이 있다.

>>> 장점

① 자궁근종에 의해 빈혈, 압박감 등 무거운 증상이 있을 경우 근종과 함께 자궁을 적출하면 증상도 없어진다.

② 난소는 특별히 이상이 없으면 남기기 때문에 호르몬의 변화는 거의 없다.

③ 수술 후에 부부생활에 지장을 초래하는 일이 없다. 일상생활, 식사 등에서도 제한받는 일은 전혀 없다.

>>> 단점

① 임신, 출산을 할 수 없다.

② 자궁을 잃었다는 상실감을 갖는 경우가 있다.

③ 드물게 수술, 마취에 의한 위험성이 있다.

자궁만 적출할(단순자궁전적술) 경우는 복부에 절개를 넣는 복식과 복부에 상처를 남기지 않고 질을 통해 수술을 행하는 질식이 있다.

일반적으로 수술 후의 통증은 피부의 상처에서 느끼게 되므로 피부를 절개하지 않는 질식 쪽이 수술 후의 통증도 가벼우며 식사도 빨리 할 수 있고 회복이 빠르다는 이점이 있다.

그러나 근종이 거대할 때나 자궁내막증이 합병해 있어서 자궁

표면에 장관이나 난소가 유착하고 있을 때는 질식자궁전적술은 수술조작이 어려워서 바람직하지 못하다. 이에 대해 복식에서는 복부의 장기를 직접 보면서 수술하므로 유착 그 외의 배 속의 상태를 모두 알 수 있다는 이점이 있다.

(2) 근종만 제거하는 근종핵출술

자궁근종이 불임증이나 유산의 원인이 되고 있다고 생각될 경우, 자궁을 남기고 근종만을 도려내어 제거하는 것도 가능하다. 이를 근종핵출술이라고 한다. 자궁을 남기기 위해서는 자궁내막과 근종의 위치관계, 근종의 수 등 자궁전적술보다도 더 상세한 정보가 필요하다. 따라서 수술 전의 검사가 많아진다.

그러나 충분한 검사를 한 다음에 수술을 하더라도 앞에서 말했듯이 눈에 안 보이는 작은 근종의 싹이 남는 경우가 있어, 이것이 수술 후에 커져서 근종이 재발할 가능성이 있다.

그러므로 이 수술은 자궁근종이 있어서 임신하기 어려울 경우에, 근종만을 도려내어 자궁을 정상에 가까운 상태로 하고, 가능한 빨리 임신을 하기 위한 수술이 된다. 즉 다시 근종이 커지기 전에 임신, 출산할 것을 주된 목적으로 하는 수술이다.

그러므로 이미 아이가 있고 이후 임신을 전혀 희망하지 않는 환자인 경우에는 그리 권하지 않는 것이 보통이다. 이러한 사람은 될 수 있는 한 자궁전적술을 받는 편이 좋다.

또 보통은 문제가 되지 않지만 근종핵의 크기나 위치에 따라서는 다음 임신, 분만시에 자궁파열을 일으킬 위험성도 전혀 없는 것이 아니다. 그러므로 핵출술 후에 임신했을 경우에는 이 수술을 받았다는 것을 분만을 담당하는 의사에게 알려줄 필요가 있다.

근종 핵출술

근층내근종·점막하절종의 경우

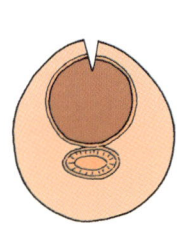
근종이 있는 부분의 자궁벽을 절개한 후 근종도 절개를 한다.

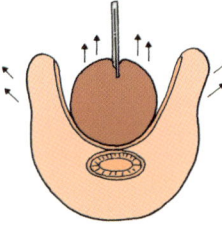
갈고리로 근종을 잡아 당기면서 조금씩 자궁근에서 떼어낸다.

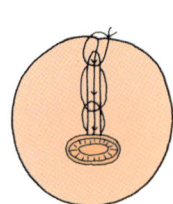
근종을 제거한 후 자궁근과 자궁내막을 봉합한다.

장막하절근의 경우

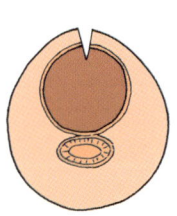
겸자(수술기구)로 근종을 집어 비틀어 내든지, 줄기 부근을 메스로 절단한다.

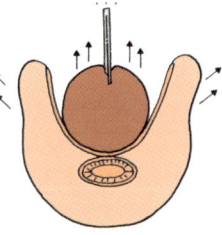
화살표처럼 꿰매고 근층을 봉합결찰(외과수술에서 혈관을 잡아 맴)한다.

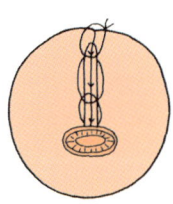
장막을 봉합한다.

(3) 내시경 수술

최근에는 내시경을 사용해서 근종을 제거하는 수술도 적극적으로 행해지고 있다.

내시경 수술의 대상이 되는 것은 근종의 종류가 점막하근종이나 장막하근종으로, 그 수가 적어서 내시경에 의해 절제가 가능하다고 판단될 경우에 한한다.

>>> 점막하근종의 내시경 수술

점막하근종은 끝에 전기메스나 감자가 달린 자궁경을 질로 삽입해서 절제하거나 비틀어 떼어내는 것이 가능하다.

예를 들면 점막하근종만이 있고 달리 근종이 없는 경우에는 자궁경에 의한 수술을 받을 수 있다. 또 유경성 점막하근종이 근종분만을 일으켜서 복통이나 월경출혈이 심해 긴급 절제할 필요가 있을 때는 근종을 비틀어 제거하고, 그 후 자궁경을 사용해서 자궁 속을 관찰한다.

>>> 장막하근종의 내시경수술

장막하근종의 내시경 수술에서는 끝에 전기메스나 감자가 달린 복강경이 사용된다.

복강경으로 수술을 할 때는 복강경을 삽입하기 위해 배꼽 아래 부분을 조그맣게 절개하는데, 수술에 의한 환자의 신체 부담이 거의 없다.

(4) 경과관찰 중의 셀프케어

경과관찰이란 정기적으로 진찰과 화상진단을 해서 증상의 유무나 근종의 크기를 체크하는 것이다. 근종이 작으며 과다월경 등의 증상이 나타나지 않은 환자가 대상이 된다. 검진의 간격은 대체로 3~6개월에 한 번으로, 근종 상태에 의해 의사가 판단한다. 정기검진을 게을리하면 모르는 사이에 근종이 커져서 증상에 시달리고, 자궁육종이었기 때문에 손쓸 수 없다는 등의 진찰결과를 받을 수도 있으므로 정해진 간격에 따라 검진을 받는 것이 중요하다.

경과관찰을 할 때는 월경혈의 양이 증가하고 있는지, 부정성기출혈이 있는지, 어떤 분비물이 나오는지, 몸이 나른하거나 현기증 등 빈혈 증상이 없는지, 하복부통이 없는지 등에 주의하도록 하고, 뭔가 이상이 보이면 곧 진찰을 받도록 한다.

경과 관찰 중의 제한은 특별히 없지만 여성은 월경에 의해 빈혈 증상이 일어나기 쉬우므로 평소부터 철분을 많이 함유한 식품을 섭취하도록 한다. 철분은 간, 붉은살 생선, 육류, 녹황색 야채에 많이 함유되어 있다. 이들 식품에 대두제품, 해조류 등을 조합해서 균형 있는 식사를 섭취하도록 하고, 충분한 수면을 취하면서 스트레스를 쌓이지 않게 하는 것이 중요하다.

또 여성호르몬을 함유한 경구피임약을 복용하면 근종이 커지므로 사용하지 않도록 한다.

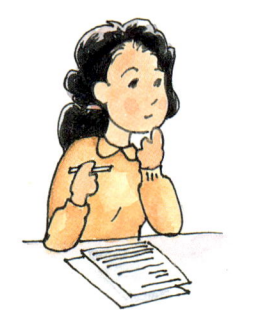

여성호르몬을 함유한 경구피임약을 복용하면 근종이 커진다.

(5) 증상을 개선하기 위한 대증요법

근종에 의한 증상이 있을 때는 증상을 개선하는 치료를 행한다. 과다월경에 동반한 빈혈은 철제를 복용하면 상당히 개선해서 증상을 덜 수 있다. 다만 월경 때마다 대량의 철분을 잃기 때문에 철제만으로 치료하는 데는 한계가 있다.

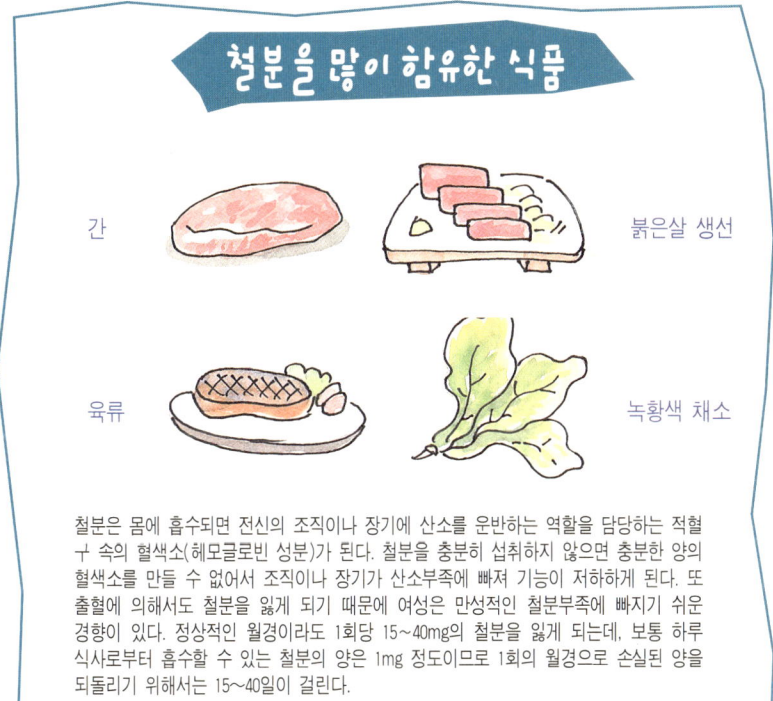

철분을 많이 함유한 식품

간

붉은살 생선

육류

녹황색 채소

철분은 몸에 흡수되면 전신의 조직이나 장기에 산소를 운반하는 역할을 담당하는 적혈구 속의 혈색소(헤모글로빈 성분)가 된다. 철분을 충분히 섭취하지 않으면 충분한 양의 혈색소를 만들 수 없어서 조직이나 장기가 산소부족에 빠져 기능이 저하하게 된다. 또 출혈에 의해서도 철분을 잃게 되기 때문에 여성은 만성적인 철분부족에 빠지기 쉬운 경향이 있다. 정상적인 월경이라도 1회당 15~40mg의 철분을 잃게 되는데, 보통 하루 식사로부터 흡수할 수 있는 철분의 양은 1mg 정도이므로 1회의 월경으로 손실된 양을 되돌리기 위해서는 15~40일이 걸린다.

근종을 치료하지 않는 한, 빈혈을 완전히 낫게 할 수는 없다. 또 Gn-RH 아날로그는 그것의 사용 중에는 월경이 멎으므로 일시적인 빈혈개선에는 유효하다. 월경통, 요통에는 진통약을 사용한다. 그러나 항상 진통약이 필요한 경우에는 근종 이외의 문제가 감추어져 있을 가능성이 있다.

(6) 자궁근종 수술에 걸리는 시간

- 복식 자궁전적술 — 특별히 장기 유착 등이 없어서 순조롭게 진행될 경우는 1~2시간이면 종료한다. 과거 개복수술을 받은 적이 있으며 자궁에 유착이 있을 경우에는 유착을 떼어내는 데 시간이 걸리므로 그만큼 수술 시간이 길어진다.

- 질식 자궁전적술 — 수술이 순조롭게 진행되면 1시간 정도면 마칠 수 있다.

- 근종핵출술 — 근종의 수나 위치에 따라 좌우된다. 근종이 적고 순조롭게 진행된다면 1시간 이내에 끝나지만 수가 많으면 그만큼 시간이 길어진다.

(7) 입원일수

- 복식 자궁전적술 — 감염 등이 없고 경과가 순조롭다면 수술 후 7일째 무렵에는 실을 뽑고, 2~3일 뒤에는 퇴원이 가능하다.

- 질식 자궁전적술 — 2~3일이면 퇴원할 수도 있지만, 수술 후의 세균감염이나 출혈 등의 위험이 없어지는, 수술 후 7일 정도까지는 입원할 필요가 있다.

- 근종핵출술 — 수술 전 검사를 외래로 행하느냐, 아니면 입원해서 행하느냐에 따라 달라진다. 수술 후의 경과가 순조로우

면 수술 후 7일 정도가 지나면 실을 뽑고, 2~3일 뒤에 퇴원 하게 된다.

(8) 수술을 권유받았다면

>>> 충분히 이해한 뒤 임해야

자궁근종의 치료에 대한 견해는 의사에 따라 여러 가지다. 가령 "근종의 크기가 남성의 주먹 크기 정도 된다면 증상이 별로 심하지 않더라도 수술을 받는 것이 좋다"고 생각하는 의사가 있는가 하면, "근종이 상당히 크다 하더라도 증상이 없으면 수술할 필요가 없다"고 생각하는 의사도 있다.

한편 환자도 직접 생명에 관계되는 병은 아니기 때문에 의사가 수술을 권하더라도 망설이며 좀처럼 결정을 내리지 못하는 경우가 많다.

특히 자궁전적술의 경우, 환자는 많든지 적든지 자궁을 잃는다는 사실에 허전함이나 저항을 느낀다. 따라서 의사는 사전에 충분히 환자에게 상황을 설명해야 하며, 동시에 환자 쪽도 납득한 다음에 수술을 받는 것이 중요하다.

>>> 병의 상태를 잘 이해하는 것이 중요

수술을 권유받았을 때는 의사로부터 병의 상태나 수술에 대해 상세한 설명을 받아야 한다. 의사의 설명을 듣고도 이해가 되지 않는 점이 있다면 적극적으로 질문을 해서 왜 수술이 필요한지,

어떤 수술을 받아야 하는지, 수술 후는 어떻게 되는지 등을 잘 이해해 두는 것이 중요하다.

특히 자궁전적술을 권유받았을 때는 다음과 같은 점을 의사에게 확인해 두자.

- 자궁육종일 가능성을 절대 부정할 수 있는가?
- 서둘러 수술을 받을 필요가 있는가?
- 난소도 함께 제거할 가능성이 높은가?
- 다른 치료법, 가령 근종핵출술이나 내시경수술, Gn-RH 아날로그 요법 등으로 치료하는 것이 가능한가?

의사의 설명을 듣고 납득할 수 없다면 다른 의료기관에서 상담해 보는 것도 하나의 방법이지만, 자궁을 남기는 것에만 너무 얽매인 나머지 의료기관을 전전하는 것도 생각해 볼 일이다. 만약 자궁육종이었을 경우 수술할 시기를 놓칠 수도 있기 때문이다.

자궁근종의 수술을 받는데 있어서 중요한 것은 결국 환자가 의사를 신뢰하느냐 그렇지 못하느냐다. 마음에 얽매임이 있는 채 수술을 받으면 수술 후에 '이게 정말로 잘한 일일까?' 하는 의심이 생겨 우울해질 수도 있다.

또 수술 방법, 절개 방법 등에 대해 희망하는 바가 있다면 의사에게 상담해 보는 것도 좋을 것이다. 단, 의사는 수술 중에 일어나는 여러 가지 상황을 고려해서 보다 안전성이 높은 방법을 선택하므로 환자의 희망사항이 반드시 받아들여진다고는 장담할 수

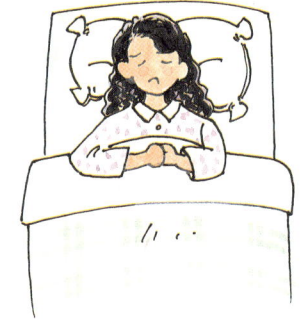

병의 상태를 정확히 이해하는 것이 무엇보다 중요하다.

없다. 수술 후에 후회하는 일이 없도록 의사와 잘 의논한 다음에 결단을 내리도록 하자.

(9) 수술 후의 경과

수술 후의 경과는 어떤 수술을 받았는가에 따라 달라진다. 경질 수술(질식 자궁전적술)에서는 개복수술(근종핵출술, 복식 자궁전적술) 보다도 몸의 부담이 덜하므로 몸의 회복이 빠르고 통증도 빨리 낫는다.

>>> 식사

수술 다음날부터는 걸을 수 있다. 또 식사는 장이 움직여서 가스가 나오면 유동식부터 시작한다.

>>> 통증

배의 상처로부터 느껴지는 통증은 수술 당일과 그 이튿날 정도까지가 절정으로, 그 뒤로는 시일이 길수록 차차로 나아진다. 통증이 강한 동안에는 진통제를 투여하거나 주사를 맞으면서 대처한다.

실을 뽑는 7일째 무렵까지는 상당히 가벼워지지만, 그 후로도 얼마 동안은 배에 힘을 줄 때나 갑작스런 운동을 할 때 상처가 당길 수 있다.

또 피부를 옆으로 절개한 사람은 피부를 떼어냈기 때문에 수술 후 얼마 동안은 하복부에 가벼운 통증이나 저림이 남아 있다.

한편 배의 상처가 원인이 아닌 하복부통이 일어날 수가 있다. 이는 장 유착에 의한 통증이다. 개복수술을 행할 때, 자궁에 도달하기 위해서 장을 머리 쪽으로 일단 밀어 올리고, 나중에 다시 원래대로 돌려 놓으므로 환자에 따라서는 장이 유착될 수가 있다.

장에 유착이 일어나면 수술 후 얼마 지나고부터 이따금 하복부가 찌르듯 아플 수가 있다. 이 통증은 장의 운동에 따라 일시적으로 일어나는 것으로서 단시간에 자연히 사라지는 것이 특징이다. 시간과 함께 통증의 빈도가 줄어드는 것이 보통이지만, 통증이 언제까지나 계속되거나 점점 심해질 경우에는 반드시 의사와 의논해야 한다.

>>> 수술자리의 치유

배의 상처는 수술 후 7일 지나면 실을 뽑는다. 그 다음날부터 샤워는 가능하지만 그래도 상처가 완전히 나았다고 볼 수는 없다. 몸 속의 상처, 즉 피부 아래의 근막이나 복막의 상처, 질의 상처, 자궁의 상처 등은 아직 낫지 않은 것이다.

질의 상처나 자궁의 상처가 나을 때까지는 약 1개월이 걸리므로 그 동안 성생활이나 욕조에 몸을 담그는 목욕은 삼가야 한다. 또 무거운 것을 드는 등 복압이 가해지는 동작, 자전거나 자동차의 운전도 피해야 한다.

>>> 체력의 회복

퇴원 후 2주일은 무리하지 않는 것이 중요하다. 피곤할 때는 누위 충분한 휴식을 취함으로써 천천히 몸을 회복시켜 간다.

수술 후 1개월 정도면 일상생활을 할 수 있지만, 몸이 어느 정도 무리를 받아들일 수 있게 되기까지는 반년에서 1년쯤 걸린다.

3. 자궁근종의 약물요법

이상은 수술적인 치료법이지만, 최근에는 자궁근종을 약을 사용하여 보존적으로 치료하고자 하는 시도가 있다. 약제로서는 지금까지 한방 이외에 여러 가지 것들이 시도되어 왔지만 여기서는 자궁근종이 난소호르몬의 작용으로 커지는 것이므로 난소호르몬의 분비를 일시적으로 억제하여 근종을 작게 만드는 치료법에 대해 소개한다.

>>> Gn-RH 아날로그요법

현재 자궁근종의 치료약으로서 널리 사용되고 있는 약은 Gn-RH 아날로그이다. 이 약은 난소에서 난포호르몬의 분비를 촉진하는 역할을 하는 뇌하수체에 작용하는 것으로서, 난소의 기능을 억제하는 효과가 있다.

이 약으로 치료를 시작하면 난소로부터의 난포호르몬의 분비가 저하되어 배란이 일어나지 않게 되고, 그 결과 월경이 멎는다. 즉 약을 사용해서 폐경 비슷한 상태를 만듦으로써 근종을 작게 할 수 있는 셈이다.

Gn-RH 아날로그의 작용

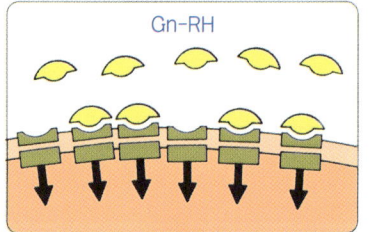

Gn-RH

뇌의 시상하부에서 성선자극호르몬 방출 호르몬(Gn-RH)가 분비되면 이것이 뇌하수체의 세포 표면에 있는 수용체에 결합한다. 이 자극을 받아 뇌하수체는 성선자극 호르몬을 분비한다.

Gn-RH 아날로그 제제를 사용

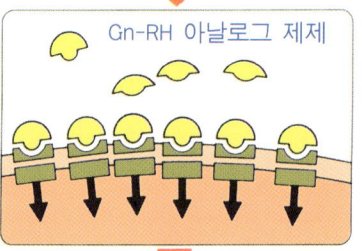

Gn-RH 아날로그 제제

Gn-RH 아날로그 제제는 성선자극 호르몬 방출 호르몬과 닮은 분자구조이며, 체내에 들어가면 뇌하수체의 수용체에 결합하여 뇌하수체를 자극한다.

Gn-RH 아날로그 제제를 계속 사용

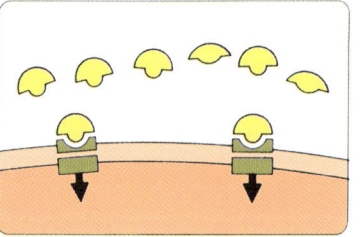

약물로 뇌하수체를 계속 자극하면 결국 뇌하수체의 수용체의 수가 감소하고 뇌하수체에서 성선 자극호르몬이 분비되지 않게 된다. 그 결과 난소에서 난포 호르몬의 분비가 억제 된다.

단 치료 중에는 체내의 난포호르몬의 양이 부족한 상태가 되므로 골량이 감소한다. 따라서 골다공증이 될 위험이 있으므로 그리 오래 치료를 계속할 수는 없다. 치료를 중지하면 월경이 재개해서 근종은 몇 개월 사이에 원래 크기로 돌아온다.

이와 같은 일로서 Gn-RH 아날로그요법은 근종을 작게 하는 것을 목적으로 하는 것이 아니라, 일시적으로 근종을 작아지게 해서 증상을 개선하거나 수술하기 쉽게 하는 등 주로 빈혈의 개선이나 근종의 크기를 통제할 목적으로 행해진다. Gn-RH 아날로그요법이 유용한 것은 다음과 같은 경우다.

① 수술 전에 빈혈을 개선해 두고 싶을 때

과다월경 때문에 빈혈이 심할 경우는 이 약을 사용해서 일시적으로 월경을 멎게 하고, 빈혈을 개선하고 나서 수술을 행한다.

② 수술 전에 근종을 작아지게 해 두고 싶을 때

커다란 근종이 근종핵출술로는 예상될 때, 사전에 약으로 근종을 작아지게 해 두면 수혈하지 않고서도 수술을 마칠 수가 있다. 또 질식 자궁전적술을 행할 때도 근종을 작게 하면 수술하기 쉬워진다.

③ 환자의 사정에 의해 금방 수술할 수 없을 때

증상 때문에 고민하고는 있지만 가정이나 직장 형편에 따라 금방 수술을 받을 수 없는 사람은 수술할 때까지 Gn-RH 아날로그요법으로 과다월경 같은 증상을 개선하는 것이 가능하다.

한편 Gn-RH 아날로그 요법을 행해도 별로 작아지지 않는 근종도 있다. 분명한 효과가 나타나지 않는다고 의사가 판단했을 경우에는 치료방침을 변경할 수도 있다.

④ 폐경연령에 가까운 환자가 증상이 있을 때

폐경의 평균연령이 50세이므로, 약의 작용으로 폐경을 서두르려는 목적으로 널리 행해지고 있다. 폐경이 되면 근종은 자연히 작아지므로 약을 중지한다고 다시 증상이 나타나는 일은 없다.

⑤ 미혼의 젊은 환자가 증상이 있을 때

결혼할 때까지, Gn-RH 아날로그 요법으로 근종의 크기를 통제하고, 결혼 후 근종핵출술로써 임신을 기대하게 하는 치료가 가능하다.

>>> 약물요법받을 때의 주의

Gn-RH 아날로그 제제는 점비약으로 되어 있어, 1일 3회 콧구멍에 스프레이한다. 작용시간이 짧아서 효과가 금방 떨어지므로 될 수 있는 한 사용하는 것을 잊지 않도록 하고, 하루 사용량을 지키는 것이 중요하다. 한편 1일 2회의 콧구멍 스프레이나 1개월에 1회 투여하는 것으로 끝나는 주사약도 있다.

약은 통상 4~6개월간 사용한다. 폐경으로 가져 갈 때나 근종의 크기를 장기간 통제할 때는 6개월 동안 약을 사용, 6개월 동안 약을 중지하는 식으로 한다.

부작용으로서 약을 사용한 즉시 부정성기출혈을 보이는 경우가 있다. 이것은 약이 하수체를 강하게 자극하여 하수체로부터 성선자극호르몬이 분비되기 때문에 일어나는 것으로 일시적으로 나타나는 현상이기 때문에 걱정할 필요는 없다. 또 치료 중에 가슴 두 근거림, 화끈거림, 견통, 구토증, 질의 건조감 같은 갱년기 장애 비슷한 증상이 나타날 수도 있다.

가장 문제되는 골량 감소에 대해서는 6개월 정도 사용하면 뼈에 대한 영향은 거의 없다고 알려진다.

4. 자궁근종과 임신, 출산

>>> 태아에 대한 영향

자궁근종이 불임의 원인이 될 수도 있다고 생각하지만, 경과 관찰 중에 임신하는 사람도 많이 있다. 또 임신 중의 정기검진에서 자궁근종을 지적받는 경우도 많아서, 100명의 임신 중 자궁근종을 갖고 있는 사람은 0.3~2.6명으로 알려져 있다. 이렇게 볼 때, 근종을 가진 채 임신, 출산하는 사람은 드물지 않다.

기본적으로는 자궁에 근종이 있더라도 태아에게 나쁜 영향을 미치는 일은 없다고 할 수 있다. 그러나 유산이나 조산을 일으키기 쉬우므로 근종이 있는 사람은 분만까지 건강관리를 착실히 행해서 너무 무리하지 않도록 주의하는 것이 좋다.

>>> 갑작스런 복통

임신하면 태아를 감쌀 수 있게 자궁이 점점 커지는데, 그와 동시에 근종의 성장도 빨라진다. 이는 자궁을 크게 만들기 위해서 임신 중에는 여성호르몬이 왕성하게 분비되기 때문이다.

특히 임신전기는 여성호르몬의 분비량이 급격히 증가하기 때문에 근종이 갑자기 커진다. 그러나 임신 12주 무렵이 되면 대개의 근종은 부드러운 조직으로 변화하여 주위 자궁근의 일부처럼 된다. 따라서 근종이 있다고 해서 태아의 발육이나 분만에 지장이 생기는 일은 별로 없다.

임신 중에 문제되는 것은 오히려 근종 때문에 혈액의 흐름이 나빠지는 것이다.

임신에 의해 근종이 급격히 자라면 근종으로 보내지는 혈액의 흐름이 정체되기 쉬워서 근종이 일시적으로 허혈상태가 되어 아플 수 있다. 이때 자궁이 수축을 일으키는 것이다.

근종이 있는 여성에게 유산이 많은 이유는 확실하지는 않지만 이 근종의 통증에 동반한 자궁수축이 유산의 원인 중 하나가 될 가능성도 있으므로, 임신 중에 갑자기 복통을 느꼈다면 곧 진찰을 받아보는 것이 중요하다.

통증은 대부분의 경우 안정을 취하고 있으면 시간과 함께 낫는다. 통증이 심하거나 자궁수축이 나아지지 않을 때는 진통제나 자궁수축 억제약을 사용해서 치료를 행한다.

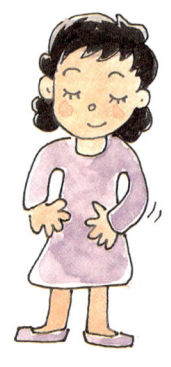
출산할 때의 다양한 상황에 미리 대비한다.

>>> 제왕절개

근종이 있더라도 태아의 머리가 산도를 통과할 수 있다고 생각되면 자연분만을 전제로 하고 진통이 일어나길 기다린다. 그리고 진통이 일어난 후, 산도가 잘 열릴지 아닌지(태아의 머리가 내려왔는지 아닌지) 상태를 본 다음에 필요하다면 제왕절개로 바꾸도록 한다.

한편 자궁경부에 산도를 막는 형태로 근종이 있다거나, 확실히 태아의 머리가 통과할 수 없다고 생각될 때는 처음부터 제왕절개를 행한다.

또 근종이 있으면 자궁의 수축이 나빠지거나 분만 후의 출혈이 좀처럼 멎지 않을 수가 있는데, 이때는 자궁수축약을 사용하는 등의 방법으로 지혈한다.

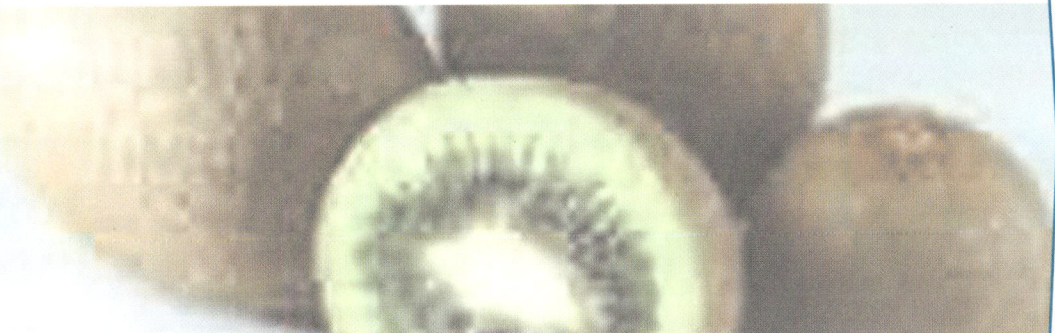

5

자궁내막증과 원인

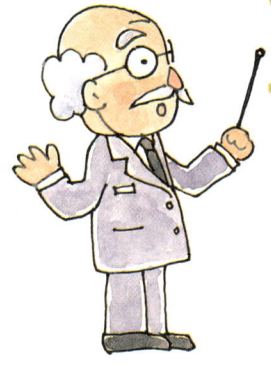

자궁내막증은 월경이 시작하는 10대에서 폐경까지 폭넓은 연령층에서 보이는데, 최근에는 임신, 출산을 앞둔 20~30대 전반의 젊은 여성들에게서 많이 보인다.

오늘날 자궁내막증에 걸리는 젊은 여성이 증가하고 있다. 자궁내막증은 치료하기가 어렵고 재발하기 쉬운 병이므로 환자는 장기간 끈기있게 병과 대응하는 마음가짐이 필요하다.

1. 자궁내막증의 증가 원인

(1) 최근 경향

자궁내막증이란 자궁 안쪽을 덮고 있는 자궁내막 혹은 그와 유사한 조직이 본래의 부위 이외의 자궁 바깥쪽이나 자궁주변의 장기에 발생해서 증식하는 병이다. 병소가 난소에서 분비되는 여성호르몬의 일종(에스트로겐)의 영향을 받아 자궁내막과 마찬가지로 월경주기에 맞추어서 증식이나 박리를 반복한다. 병소가 퍼지거나 주위 조직과의 유착이 진행하면 심한 월경통이 일어나는 것이 특징이다. 또 자궁내막증은 불임과의 관계도 지적되고 있다.

최근 이 자궁내막증이 증가하고 있는 것으로 알려졌다. 자궁내막증은 약 30년 전에는 부인과 의사 사이에서 거의 알려지지 않았지만, 최근에는 월경이 있는 여성의 5~10%는 자궁내막증이 있는 것이 아닐까 추측하고 있다.

자궁내막증 환자가 증가하고 있는 원인에 대해서는 여러 가지 의견이 분분하지만 최근에 와서 자궁내막증에 걸린 사람이 증가하고 있는지를 제시하는 확실한 통계자료는 없다. 복강경 등 진단기술의 진보에 따라서 지금까지는 발견할 수 없었던 자궁내막증이 진단되고 있기 때문이라던가, 자궁내막증에 대한 관심이 높아지면서 자궁내막증이 아닐까 의심하여 진찰받는 사람이 증가했기 때문이라는 등 여러 가지로 설은 있지만 분명한 증가 원인은 알려지지 않고 있다. 다만 부인과에서 자궁내막증을 진찰하는 경우가 증가하고 있는 것만은 확실하다.

자궁내막증은 월경이 시작하는 10대에서 폐경까지의 폭넓은 연령층에서 보이는데, 최근에는 특히 임신, 출산을 앞둔 20~30대 전반의 젊은 여성들에게서 많이 나타난다. 자궁내막증 환자의 30~40%가 불임을 합병하고 있다고 알려지는데, 원인 불명의 불임증을 조사한 바 약 30%에서 자궁내막증이 발견되었다는 보고도 있어, 출산을 희망하는 여성에게는 중대한 문제가 되고 있다.

(2) 증가의 원인

젊은 여성의 자궁내막증이 증가하고 있는 것에 대해서는 여성의 생활 방식의 변화를 원인의 하나로 들고 있다. 예전에 비하면 초경연령은 빨라졌지만 만혼화함에 따라서 출산연령은 늦어지고 있다. 또 출산하는 아기의 수도 해마다 줄어드는 경향에 있다.

자궁내막증의 경우 월경이 없어지는 임신 중이나 수유기간은 새로운 병소의 발생이나 진행이 억제되고 있음을 알 수 있다. 난포호르몬의 영향을 받지 않기 때문이다.

하지만 최근 초경연령이 빨라진 것이나 여성의 사회진출에 의한 만혼화와 저조한 출산율은 그대로 한 여성이 경험하는 월경횟수의 증가로 연결되면서 그것이 자궁내막증이 증가하는 원인이 되는 것이 아닐까 싶다.

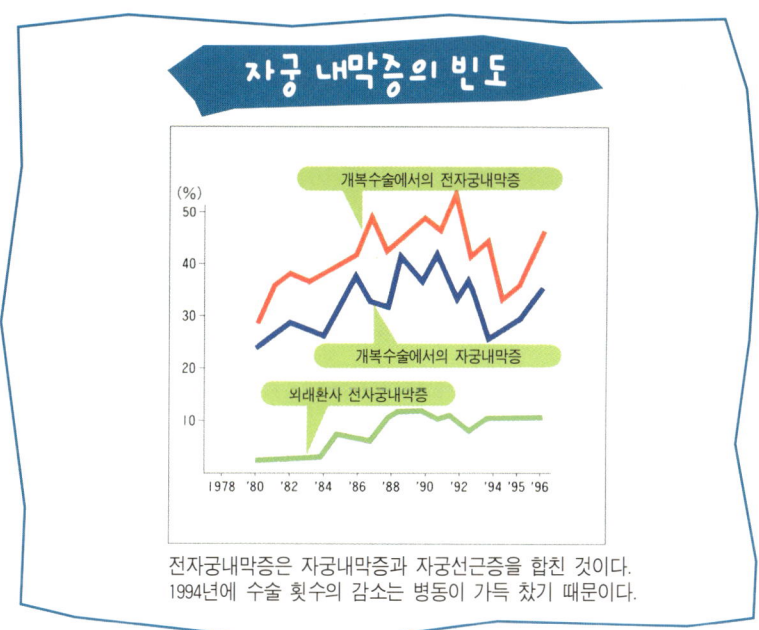

자궁 내막증의 빈도

개복수술에서의 전자궁내막증

개복수술에서의 자궁내막증

외래환자 선사궁내막증

전자궁내막증은 자궁내막증과 자궁선근증을 합친 것이다.
1994년에 수술 횟수의 감소는 병동이 가득 찼기 때문이다.

(3) 발생하기 쉬운 타입

자궁내막증은 예전부터 마른 형, 남성형 체질, 위장하수형, 깨끗한 것을 좋아하는 노력형, 지적이며 자기중심형 등의 사람들에게 발생하기 쉽다고 알려져 왔다. 자궁내막증에 걸리기 쉬운 체질이나 성격, 생활환경을 알 수 있다면 예방에 도움이 되겠지만 여기서 들고 있는 것은 자궁내막증 환자에게 그런 사람이 많다는 것뿐이지 정확한 근거는 없다.

위험도가 높은 그룹으로서 현재 생각되는 것은 유전적인 요소다. 이것은 어머니나 자매가 자궁내막증에 걸린 사람은 그렇지 않은 사람에 비해 약 8배 정도 발생률이 높다는 보고에 따른 것이다. 또 예전에는 자궁내막증은 '백인에게 많고 흑인이나 동양인에게는 적다'고 알려졌지만, 최근의 통계로는 동양인에게 많다는 보고가 있다. 각 인종에 따른 발생빈도의 차이가 체질, 식문화, 생활습관 등과 관계 있는 것인지, 있다고 한다면 어떻게 관계하고 있는지에 대해서는 지금으로선 알려지지 않고 있다.

2. 자궁내막증이란 어떤 병일까?

(1) 자궁내막증의 정의

자궁내막증은 100년 전부터 알려져 있는 병이지만, 현재에 이르러서도 여전히 병의 실태나 원인, 발생 구조에 대해서는 충분히 해명되지 않고 있다. 때문에 오랫동안 병에 대한 실체가 확립되지 않고 명칭조차도 통일되지 않는 상태가 계속되어 연구자나 의사 사이에서도 혼란이 생겨 왔다. 그런데 1993년 일본 산부인과학회에 의해 자궁내막증의 개념이나 정의를 명확히 하는 규약이 성립되었다.

그것에 의하면 자궁내막증은 '자궁내막 및 유사조직이 자궁내강 이외의 골반내 장기에서 증식하는 질환'으로 정의되고 있다. 즉 자궁내막이나 그와 유사한 조직이 본래 있어야 할 자궁 안쪽과는 다른, 자궁 바깥쪽이나 난소, 난관, 근접해 있는 직장이나 방광 등 골반 내의 다른 장기에 발생해서 증식하는 것이 자궁내

막증이다. 이중 자궁내막이 자궁근층 내에 발생한 것은 자궁선근
증이라고 하여 자궁내막증과는 구별되고 있다.

(2) 발생부위

자궁내막증은 골반 내의 장기뿐만 아니라 폐, 피부, 근육, 맹장,

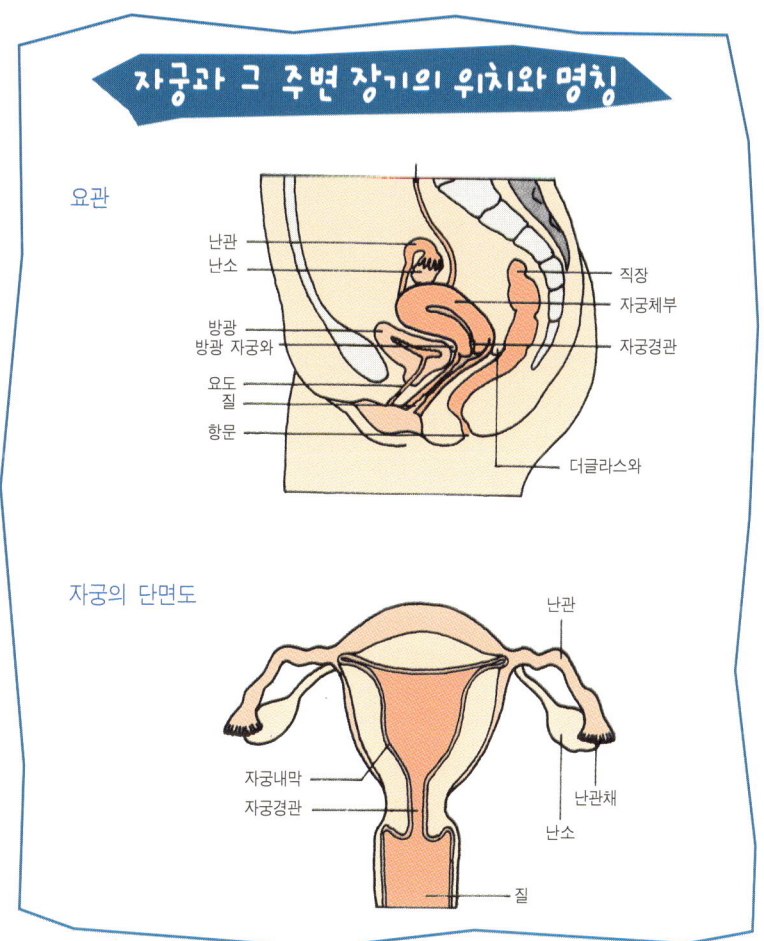

자궁과 그 주변 장기의 위치와 명칭

요관

난관
난소

직장
자궁체부

방광
방광 자궁와

자궁경관

요도
질
항문

더글라스와

자궁의 단면도

난관

자궁내막
자궁경관

난관채

난소

질

배꼽 등 몸의 어디에서나 발생하지만 가장 많이 나타나는 것이 골반 내이므로 '자궁내막증'이라고 하면 일반적으로는 골반 내에 발생한 것을 가리킨다. 골반 내 장기 중에서도 발생빈도가 높은 부위는 자궁장막면, 난소 표면이나 내부, 선골자궁인대, 자궁과 직장 사이(더글라스와), 난관 등이다.

자궁내막증의 발생부위를 특정화할 필요가 있을 경우는 '더글라스와 자궁내막증'과 같이 부위명을 앞에 붙여서 부른다. 다만 난소의 자궁내막증에 대해서는 난소 표면에 있는 것을 '난소자궁내막증', 난소 내부에서 발생하여 낭포를 형성하는 것을 '난소초콜릿낭포'라 하여 구별하고 있다. 또 골반 외의 장기에 발생한 것은 '폐자궁내막증', '제(배꼽)자궁내막증'과 같이 반드시 발생부위를 앞에 붙여서 부른다.

(3) 진행과정

자궁내막증의 병소는 최근 장기 표면에 발생한다. 병소는 에스트로겐의 영향을 받아 증식해서 월경시에는 자궁내막과 마찬가지로 조직의 박리와 출혈을 일으킨다. 그러나 혈액이나 떨어져 나온 조직은 월경혈과는 달리 체외로 배출될 출구가 없으므로 그 자리에 머물러 있거나 혹은 복강 안으로 조금씩 배출되거나 한다. 그런 상태가 주변 조직과의 유착을 일으킨다.

가벼운 유착이 진행되면 이윽고 장기 사이에서도 강한 유착이 일어난다. 유착한 장기는 서로 달라붙은 부자연스런 상태가 되는데다 장기의 움직임도 둔해지므로 하복부통이나 성교통 같은 통

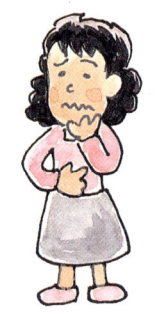

자궁내막증은 일상생활에 큰 영향을 미친다.

증의 원인이 된다. 경우에 따라서는 골반내의 장기 전체가 유착해서 하나의 덩어리가 되는 수도 있다.

또 자궁내막증의 병소는 증식하면서 장기 내부로 침입해 가는 성질을 갖고 있다. 병소가 방광이나 직장 벽을 돌파했을 경우에는 월경시의 병소에서의 출혈이 소변이나 대변에 섞여서 혈뇨나 혈변으로 나타날 수도 있다.

이처럼 자궁내막증이 진행해 가는 과정에서 월경통, 하복부통, 요통, 성교통 등 여러 가지 증상이 일어나며 일상생활에도 커다란 지장을 초래한다. 그러나 지궁내막증 병소의 조직 자체는 양성이기 때문에 이 병이 원인이 되어 생명이 위험해지는 일은 거의 없다.

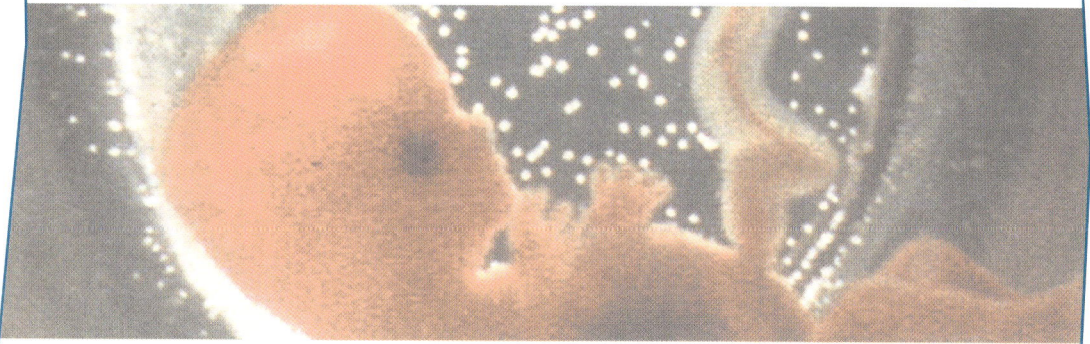

6

자궁내막증의 증상 및 치료

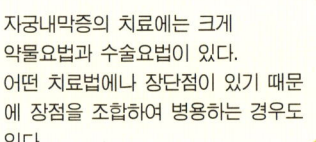

자궁내막증의 치료에는 크게
약물요법과 수술요법이 있다.
어떤 치료법에나 장단점이 있기 때문
에 장점을 조합하여 병용하는 경우도
있다.

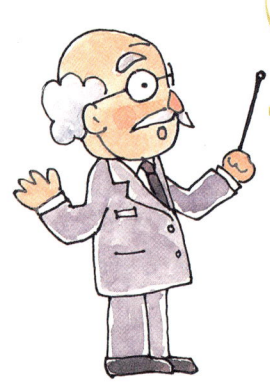

자궁내막증의 대표적인 증상으로는 월경통, 골반통, 불임 세 가지가 있다. 각각의 특징에 대해 정리해 본다.

1. 자궁내막증의 증상

(1) 월경통

월경통은 월경시에 하복부에서 허리에 걸쳐서 찌르는 듯한 통증으로서 자궁내막증 환자의 약 70%에서 나타난다. 내개의 경우 월경이 시작하는 1일째나 2일째에 최대의 통증이 있고, 그 후는 경감한다.

월경통은 자궁내막증 이외에서도 곧잘 일어나지만 자궁내막증에 의한 월경통은 월경 횟수를 거듭해감에 따라 심해지는 것이 특징이다. 진통제가 듣지 않거나 통증 때문에 누워지내야 하거나 또 그중에는 데굴데굴 구를 만큼 심한 통증으로 구급차를 부르는 사람도 있을 정도다.

이 통증은 자궁내막증의 병소의 위치나 진행 정도와는 관계가 거의 없다. 극히 초기에서도 심한 통증을 일으키는가 하면 골반 내의 장기가 유착하고 있어도 전혀 아프지 않을 수도 있다.

또 월경통과 함께 배변통, 배뇨통, 혈변, 혈뇨 등의 증상을 동반할 수도 있다. 다만 월경혈의 양이 많아지는 과다월경은 자궁내막증의 경우 많이 나타나지 않는다.

(2) 골반통

골반통이란 월경과는 관계없이 일어나는 통증으로 주로 하복부
나 허리에서 통증이 나타난다. 이 통증은 자궁내막증에 의한 유
착으로, 주위 조직이나 장기가 압박되거나 당겨지기 때문에 일어
나는 것으로 생각된다.

또 장기 후벽이나 더글라스와 주변에 생긴 자궁내막이 유착하
면 자궁이 직장에 붙어서 고정된 상태가 되어서(유착성 자궁후굴)
움직이기 힘들어진다.

이 상태인 사람이 성교를 하면 자궁이 무리하게 움직여지기 때
문에 통증이 일어난다. 이를 성교통이라고 하는데 자궁내막증에
서 특징적인 중요한 증상의 하나다. 성교통은 자궁내막증이 진행
함에 따라 심해지므로 차차로 부부생활이 고통스럽게 여겨져서
혼자 고민하는 여성도 적지 않다.

(3) 불임

임신을 희망하고 있고 피임을하지 않는데도 불구하고 2년 이상
임신하지 못할 경우, 의학적으로는 불임증으로 보고 치료를 시작
한다. 불임의 원인은 남성 쪽의 문제도 포함해서 여러 가지가 있
지만, 검사를 해서도 불임의 원인을 알 수가 없는 여성에게 복강
경검사를 행하면 약 30%에서 자궁내막증이 발견된다.

또 자궁내막증 환자의 30~40%가 불임증이라는 자료를 보아도
자궁내막증과 불임 사이에는 밀접한 관계가 있다고 지적되고 있
다. 그래서 자궁내막증의 증상 하나로 불임을 들고 있다.

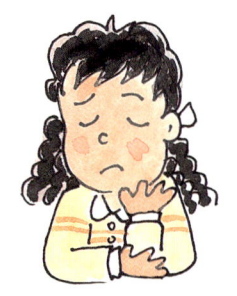

자궁내막증은 불임의 원인이 될
수 있다.

다만 자궁내막증과 불임의 인과 관계는 여러 가지 가설을 세워서 연구가 진행되고 있지만, 명확히는 알려지지 않고 있다. 또 자궁내막증이 있더라도 임신·출산하고 있는 사람이 상당한 비율로 있는 것을 보면 정말로 자궁내막증이 불임의 원인인지에 대해서는 규명이 필요하리라 여겨진다.

2. 자궁내막증의 진단

(1) 수진의 기준

다소의 월경통은 대부분의 사람들이 경험하고 있다. 그 대다수가 박리한 자궁내막을 혈액과 함께 체외로 밀어내려는 자궁의 은근한 수축이 원인이 되어 일어나는 통증이다. 통증의 정도도 가볍고 별로 걱정할 필요는 없다.

문제가 되는 것은 통증이 심해서 학교나 직장을 쉬어야 한다든가 진통제를 먹지 않고는 견딜 수가 없는 월경통이다. 월경에는 통증이 따르는 것이라는 생각에서 고통을 참고 있는 여성도 적지 않다. 그러나 일상생활에 지장을 초래할 정도로 심한 월경통의 배경에는 자궁내막증이 숨어 있을 수 있다.

자궁내막증에 의한 월경통은 횟수가 거듭될수록 강해지는 특징이 있으므로, 전에 비해 월경통이 심해졌을 경우는 꼭 부인과를 찾아 수진할 것을 권한다.

어느 정도의 통증이면 진찰을 받아야 할지 망설여지는 사람은 진통제를 먹기 시작했을 때가 수진할 시기라고 생각하면 된다.

(2) 진단 방법

자궁내막증은 골반 내의 장기에 생기므로 겉으로 보거나 만지는 것만으로는 알 수 없다. 확정진단을 위해서는 개복하던가 복강경 검사를 해서 병소가 있는 것을 직접 눈으로 보고 확인하는 것이 원칙이다.

그러나 개복한다는 것은 환자의 몸에 미치는 부담이 크고, 한편 복강경검사로는 검사를 위한 입원이 필요하므로 누구라도 가볍게 받아들일 수 있는 검사는 아니다. 또 복강경검사를 실시하는 의료시설도 제한되어 있다.

그러므로 실제로는 문진이나 내진을 비롯, 화상진단이나 혈액검사 같은 결과를 종합해서 진단하는 방법이 채택되고 있다. 이렇게 진단된 자궁내막증을 특히 임상자궁내막증이라 부르며, 병소를 직접 눈으로 보면서 진단하는 자궁내막증과 구별하고 있다.

(3) 문진

첫 수진 때 행하는 문진은 의사가 자궁내막증인지 아닌지 단서를 찾는 데 중요한 진단의 제1보이다.

질문 내용은 월경통이 일어나기 시작한 시기, 통증 시기와 장소, 통증의 정도와 지속시간, 배변통, 배뇨통, 혈변, 혈뇨 등 수반 증세의 유무 외에 초경연령, 출산횟수, 유산 유무, 하복부통이나 요통의 유무, 성교통의 유무 등 광범위하다.

의사에게 정확한 증상을 전하기 위해서라도 수진 전에 자신의 증상을 미리 정리해 두면 좋을 것이다.

(4) 내진, 직장진

내진은 자궁의 상태나 종양의 유무 등을 알기 위해서 질에 손가락을 넣고 행하는 촉진이다.

실제로 손가락으로 만져 보면 유착을 일으킨 자궁내막증에서 흔히 볼 수 있는 자궁 후굴(유착에 의해 자궁이 직장 쪽으로 기울어 있는 상태)이나 유착의 정도 등을 알 수 있으며, 응어리나 종양 등의 존재도 확인할 수 있다. 또 내진시에 자궁을 움직여서 찌르는 듯한 통증이 일어날 경우는 강도의 유착으로 자궁이 고착되어 있는 상태라 할 수 있다.

더욱이 자궁내막증은 자궁 뒤쪽에 생기기 쉬우므로 항문에 손가락을 넣고 직장을 촉진하는 직장진도 행한다. 직장진에서는 자궁 후면이나 더글라스와 주변에 있는 응어리의 크기나 퍼진 상태를 잘 알 수 있다. 또 부어 있는 난소가 만져지는 경우도 있는데, 이럴 경우는 초콜릿낭포를 의심한다.

내진이나 직장진은 병소가 증대하는 시기에 해당하는 월경 직전에 행하면 보다 분명하게 병소 상태를 알 수 있다. 그러나 내진이나 직장진에서 볼 수 있는 자궁내막증은 어떤 것이든 상당히 진행한 상태로 극히 초기의 병소를 발견하기란 거의 불가능하다.

또 자궁근종이나 자궁선근증과 구분할 수도 있지만, 보다 확실하게 진단하기 위해서 화상진단과 병행한다.

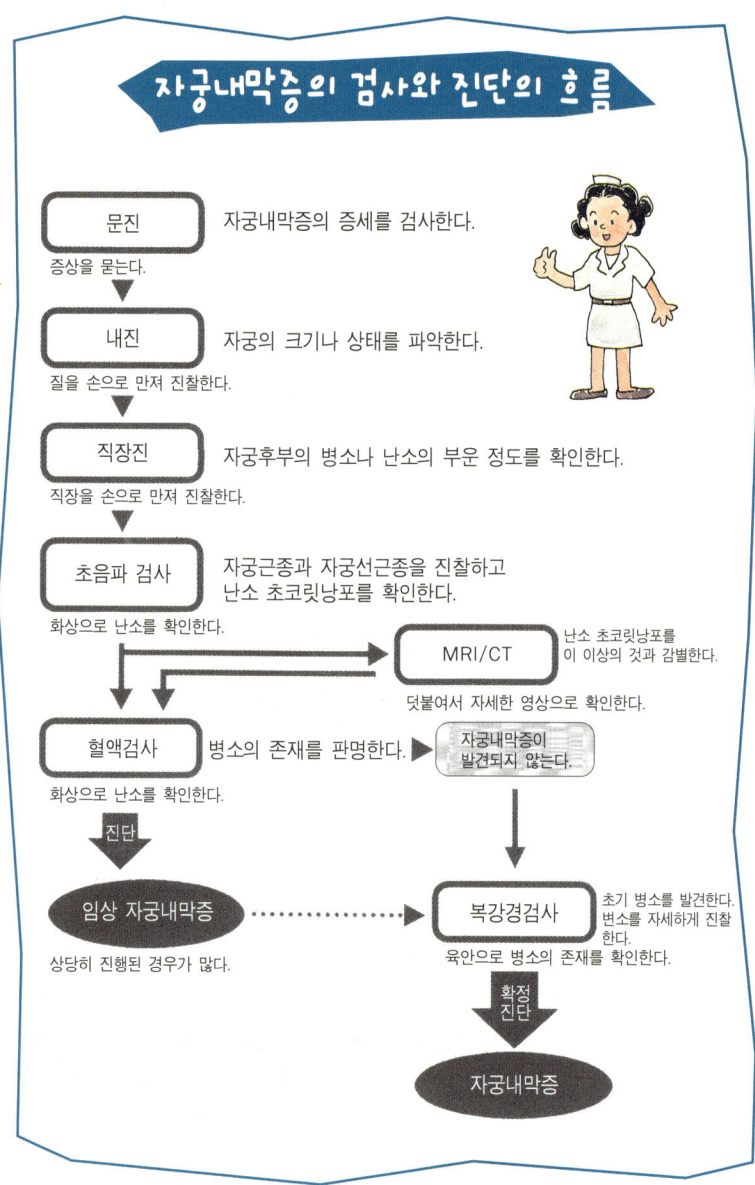

자궁내막증의 검사와 진단의 흐름

문진 — 자궁내막증의 증세를 검사한다.
증상을 묻는다.

내진 — 자궁의 크기나 상태를 파악한다.
질을 손으로 만져 진찰한다.

직장진 — 자궁후부의 병소나 난소의 부운 정도를 확인한다.
직장을 손으로 만져 진찰한다.

초음파 검사 — 자궁근종과 자궁선근종을 진찰하고 난소 초코릿낭포를 확인한다.
화상으로 난소를 확인한다.

MRI/CT — 난소 초코릿낭포를 이 이상의 것과 감별한다.
덧붙여서 자세한 영상으로 확인한다.

혈액검사 — 병소의 존재를 판명한다. ▶ 자궁내막증이 발견되지 않는다.
화상으로 난소를 확인한다.

진단

임상 자궁내막증
상당히 진행된 경우가 많다.

복강경검사 — 초기 병소를 발견한다. 변소를 자세하게 진찰한다.
육안으로 병소의 존재를 확인한다.

확정 진단

자궁내막증

(5) 화상진단

화상진단은 자궁내막증의 병소를 찍는 것만이 아니라 다른 병과 식별하기 위해서도 중요한 의미를 갖고 있다.

가장 일반적인 초음파검사(에코)는 매우 높은 주파수를 가진 음파(초음파)를 체내에 발신해서 장기의 밀도에 의해 달라지는 반사 정도를 화상으로 나타내는 방법이다. 초음파는 인체에는 해가 없으므로 태아를 진단할 때도 사용된다.

부인과 검사에서 곧잘 사용되는 것은 질에 초음파 발신장치를 삽입하는 경질 에코다. 내진과 마찬가지로 긴단하고 고통도 적은데다 안전하므로 반복적으로 검사할 수 있는 이점도 있다. 게다가 복부에 발신장치를 대는 경복 에코보다 우수한 화상을 얻으므로 보통 내진, 직장진 다음으로 잘 행한다.

경질 에코를 사용하면 자궁과 난소 상태를 잘 알 수 있다. 화상에 찍힌 자궁의 크기나 윤곽의 농담 등에 의해 자궁근종이나 자궁선근증을 식별할 수 있다. 난소 초콜릿낭포의 진단에서 특히 유효하며 낭포의 크기나 개수 외에 주위 조직에 대한 유착 상태도 파악할 수 있다. 다만 난소암이나 난소종양일 가능성도 있으므로 확실하게 진단하기 위해서는 MRI 등 다른 검사도 병행해 진단하는 것이 필요하다.

에코로 자궁선근증이나 난소종양의 우려가 있을 때는 자기를 이용한 화상진단법인 MRI(자기공조화상)로 더 상세하게 검사한다. MRI화상에서는 난소 내에 들어 있는 액체의 상태도 구별해서 나타내기 때문에 난소암이나 그 밖의 난소종양과 식별하기에 매우

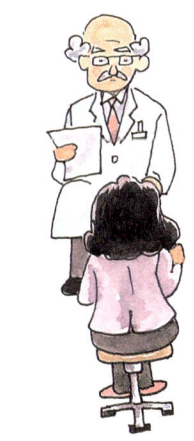

화상진단은 병소를 알아내는 데 중요한 역할을 한다.

유리하다. 또 자궁선근증도 분명하게 확인할 수 있다.

엑스선을 사용한 CT(컴퓨터 단층촬영)에 의한 화상은 에코화상보다도 선명하게 자궁이나 난소를 비추어 주기 때문에 필요에 따라서 진단 재료로 사용한다.

그러나 이들 화상진단 장치를 사용하더라도 자궁이나 난소 이외의 장소에 생긴 병소나 극히 초기의 작은 병소는 발견할 수가 없다.

(6) 혈액검사

자궁내막증에서는 빈혈이나 염증의 유무를 조사하는 일반적인 혈액검사 외에 자궁내막증이 있으면 혈액 속에서 증가한다고 알려진 특정 물질의 양을 조사한다. 이 물질은 종양마커라고 하여 암 검사의 하나로서도 잘 알려져 있다.

자궁내막증의 종양마커에는 CA125와 CA199가 있는데, 이들은 난소암을 비롯, 자궁선근증이나 자궁근종, 나아가서 월경시에도 높은 수치를 나타낸다. 한편으로 자궁내막증에서도 초기일 때는 수치가 올라가지 않을 수 있다. 이처럼 종양마커의 측정치를 판단하기란 매우 어렵기 때문에 그 수치는 어디까지나 진단의 보조적인 재료 혹은 치료 효과를 얻고 있는지 아닌지를 판단하는 잣대로서 사용되고 있다.

이상과 같이 문진에서 시작하여 내진, 직장진, 경질 에코, 혈액검사로 이어지는 일련의 검사들은 초진 날에 행해진다. 또 필요에 따라서 MRI나 CT에 의한 검사를 행한다.

이러한 검사 결과를 토대로 하여 거의 자궁내막증이 틀림없다고 할 경우에 임상 자궁내막증으로 진단되는데, 이처럼 진단할 수 있는 것은 자궁내막증 전체의 약 80%이다. 나머지 20%는 이들 검사를 통해서도 발견되지 않는 아주 초기의 작은 자궁내막증으로, 그것을 진단하기 위해서는 복강경 검사가 필요하다.

(7) 복강경검사의 대상

복강경 검사란 배꼽 아래 작은 구멍을 뚫고서 거기다 직경 약 1cm의 내시경을 넣어서 배 속의 모양을 모니터 화면에 비추어 조사하는 검사다.

자궁이나 난소 등 골반 내 장기의 표면을 직접 관찰할 수 있기 때문에 내진이나 화상진단으로 발견하기 힘든 장소에 있는 병소나 극히 초기의 작은 병소도 간단하게 발견할 수 있다. 또 병의 진행상태나 유착상태 등도 잘 알 수 있다.

이처럼 복강경검사는 자궁내막증을 진단하는 데 매우 효과적이므로 자궁내막증의 확정 진단을 위해서는 복강경검사를 하는 것이 원칙이다.

그러나 실제로는 자궁내막증 환자 전원이 아니라 의사가 필요하다고 판단한 사람에게 복강경검사를 받도록 권유하고 있다. 월경통 등의 증상이 심한데도 불구하고 다른 검사에서 자궁내막증이 발견되지 않는 젊은 여성이나 불임을 동반하고 있는 사람은 적극적으로 복강경검사를 받아 보는 것이 좋다.

(8) 복강경검사의 실시

복강경검사는 비교적 간단하며 안전성도 높은 검사이지만, 위험이 전혀 없는 것은 아니다. 검사 전에 의사가 검사 방법이나 유효성, 위험성에 대해서도 충분히 설명한다.

검사에는 3~4일간의 입원이 필요하며, 검사 전에 전신마취를 행한다. 배 속은 장기가 가득 차 있기 때문에 탄산가스로 배를 팽창시켜서 관찰하기 쉽게 한 다음에 내시경을 넣는다. 배에는 한두 군데 작은 구멍을 뚫어서, 그곳을 통해 유착을 막거나 장기를 움직이거나 하기 위한 기구를 삽입하고 내부를 잘 관찰한다.

자궁내막증은 여러 가지 형태나 색깔을 한 병소가 뒤섞여 존재하고 있는 경우도 많아서 어디에 어떤 형태의 병소가 몇 개나 있는지, 또 병소의 분포나 주위와의 유착 정도 등을 상세하게 조사, 자궁내막증의 진행도를 진단한다.

관찰이 끝나면 탄산가스를 빼고 절개한 구멍을 봉합한다. 검사에 걸리는 시간은 약 1시간이다. 복강경 검사는 배의 상처가 작으므로 그후의 회복도 빠르며 환자의 신체적 부담도 적게 끝날 수 있다. 또 최근에는 검사 중에 발견한 작은 병변이나 간단한 유착을 그 자리에서 치료할 경우도 있다.

(9) 진행도의 분류

자궁내막증은 장기 표면에 생긴 작은 병소가 서서히 진행하여 장기 내부로 파고들거나 주변 장기와 유착을 일으키는 진행성 병이다. 검사를 해서 자궁내막증으로 진단된 것이 어느 정도 진행하고 있는지 객관적으로 판단하거나 치료 중인 병소의 경과를 기록하기 위해서도 병의 진행도를 단계적으로 분류할 필요가 있다.

진행도의 분류 패턴은 몇 종류가 있으며, 전에는 의사가 적당한 것을 개별적으로 사용해 판단하고 있었지만 의사나 환자 사이에서의 혼란을 피하기 위해 비챔분류와 Re-AFS분류 두 종류를 사용하기로 통일했다.

비챔분류는 복강경검사가 아직 보급되어 있지 않았던 시대에 만들어진 것으로, 내진과 복부수술로 직접 본 소견에 기초해서 제1기부터 제4기의 4단계로 분류하고 있다. 화상진단이나 복강경이 진보한 현재에도 복강경검사를 행하지 않고 진단한 임상 자궁내막증일 때 널리 사용되고 있다.

비챔(Beecham) 분류

제 1 기	골반내 장기, 장막면에 산재해 있는 1~2mm의 병변. 개복시에만 발견할 수 있다.
제 2 기	선골 자궁인대, 광인대, 자궁경부후벽 혹은 난소에 국한성인 결절(응어리)이 만져지고 유착이 없는 것.
제 3 기	난소가 적어도 정상의 2배 이상으로 증대했으며, 선골자궁인대, 자궁후벽, 직장, 부속 장기에 유착이 존재하며, 자궁의 가능성이 제한되어 있는 것.
제 4 기	더글라스와가 폐쇄되어 있고, 골반 내 장기가 유착 때문에 한 덩어리를 이루어 각각의 장기를 구별할 수 없는 것.

3. 자궁내막증의 치료

(1) 치료방침을 정하는 법

자궁내막증의 치료에는 크게 나누어 약물요법과 수술요법이 있다. 약물요법에서는 통증을 억제하기 위한 대증요법과 자궁내막증의 진행을 억제하기 위한 호르몬요법이 있다.

한편 수술요법에서는 병소만을 제거하는 보존적 수술과 자궁이나 난소를 모두 적출하는 근치수술이 있다. 어떤 치료법에나 일장일단이 있기 때문에 장점을 조합하여 병용하는 수도 있다.

이처럼 치료방법에는 여러 가지가 있는데, 보존적 치료법(약물요법 및 보존적 수술)으로 자궁내막증을 완전히 치유하기란 매우 어려우며, 재발할 경우가 적지 않다. 치료 중의 부작용문제나 반복치료로 치료가 장기화하는 문제도 있다.

의사는 이런 점을 설명한 후, 환자와 잘 대화해 가면서 환자에게 가장 적합한 치료법을 찾아 준다.

치료법을 정하는 데 있어 중요한 것은 환자가 어떤 치료효과를 원하고 있는가 하는 문제다. 통증을 없애고 싶은지, 불임을 고치고 싶은지, 또는 수술해도 좋은지, 아니면 수술을 피하고 싶은지 등 환자도 자기 생각을 분명하게 의사에게 전달하는 것이 중요하다.

의사는 환자의 생각을 존중하면서 연령, 자각증상의 정도, 출산 경험의 유무, 임신 희망의 유무, 병소의 범위나 유착 정도 등 진단 결과를 고려해서 치료방법을 제안한다.

호르몬 분비의 흐름과 호르몬 약의 작용

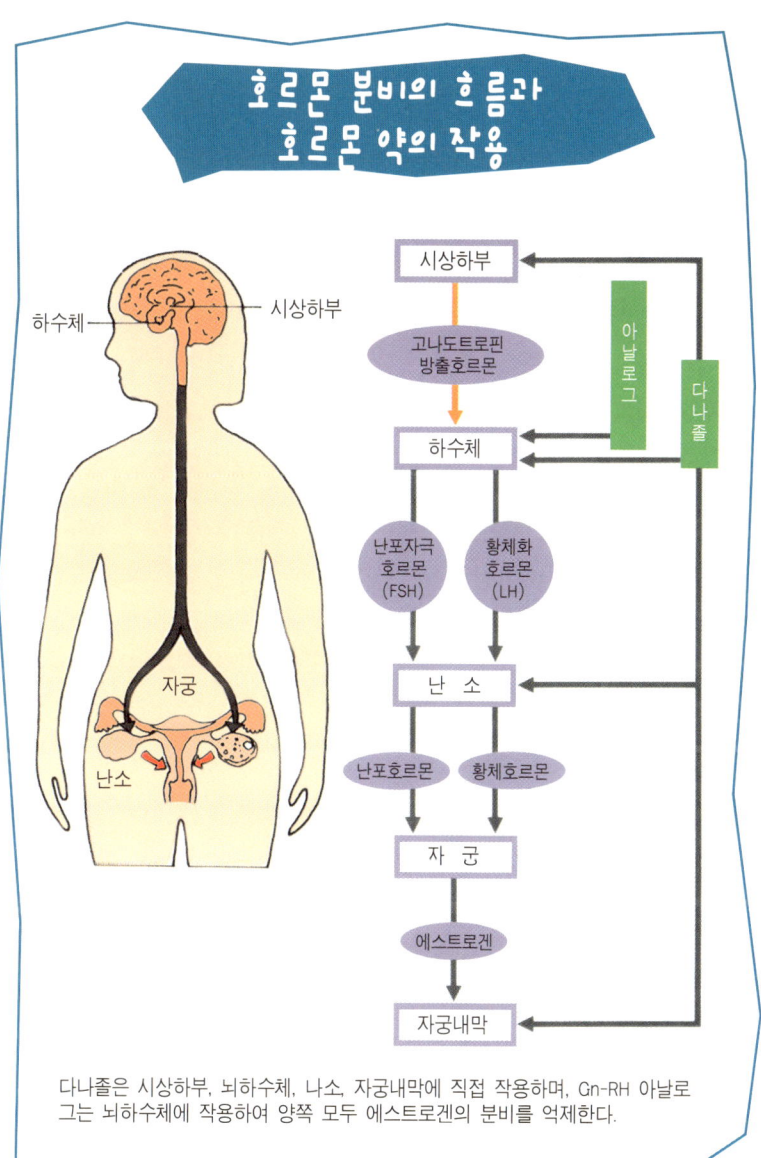

다나졸은 시상하부, 뇌하수체, 나소, 자궁내막에 직접 작용하며, Gn-RH 아날로 그는 뇌하수체에 작용하여 양쪽 모두 에스트로겐의 분비를 억제한다.

(2) 대증요법

자궁내막증에 의한 월경통의 완화에는 우선 진통제가 사용된다. 이 진통제는 일반에게도 시판되는 것으로, 통증의 원인으로 생각되는 프로스타그랜딘이라는 물질의 합성을 저해하는 약이다. 인드메타신, 메페남산, 지크로페나크나트륨, 이브프로펜, 나프로키센 등이 많이 사용된다.

다만 이들 약제는 합성되어 버린 프로스타그랜딘에 대해서는 효과가 없으므로 통증을 통제하기 위해서는 통증이 일어나기 조금 전부터 복용하는 것이 중요하다.

진통제에 의한 치료는 호르몬 분비에 영향을 끼치지 않으므로 특히 성기능이 발달하지 않은 약년층의 증상을 일시적으로 억제하는 데는 적합한 치료법이다. 그러나 자궁내막증의 병소는 그동안에도 발육을 계속하고 있기 때문에 점차 진통제의 복용량이 늘거나 효과가 없어질 수 있다.

(3) 호르몬요법

호르몬요법은 자궁내막증의 발육을 촉진시키는 직접적인 원인인 난포호르몬의 분비를 억제하는 약제를 사용해서 증상을 제거하거나, 병소 그 자체를 축소시킴과 동시에 치료 후의 임신가능성을 높이는 효과도 있는 치료방법이다.

최근 자궁내막증에 잘 듣는 호르몬 치료제가 개발되어 치료효과도 월등히 높아지고 있다. 그러나 유감스럽게도 이들 호르몬 치료제로는 병소를 완전히 소멸시킬 수 없다.

치료 중에는 여러 가지 부작용에 시달릴 수도 있는데, 그 대부분이 일시적이므로 그리 걱정할 필요는 없다. 그러나 약제에 따라서는 혈액응고나 간기능장애 등 위험한 부작용을 일으키는 것도 있으므로 호르몬제를 복용하는 동안에는 반드시 정기적으로 혈액검사를 받아서 부작용을 체크할 필요가 있다.

치료 후에는 거의 모든 사람에게 증상의 개선이 보이지만, 시간의 경과와 함께 재발할 가능성이 높아진다. 이런 점을 충분히 이해한 다음에 치료를 받는 것이 중요하다.

단, 간장이나 순환기 계통 또는 내분비계에 만성적인 질환을 갖고 있는 환자는 호르몬요법을 받을 수 없다. 호르몬요법은 반드시 이들 질환이 없는 것을 확인한 다음에 행한다.

(4) 수술요법

호르몬요법을 행하더라도 치료가 끝난 지 반년 뒤에는 약 30%, 3년이 지나면 약 40~50%의 사람들에게서 재발 조짐이 나타난다. 다시 호르몬요법을 행할 경우도 있지만 호르몬요법에는 한계가 있기 때문에 수술을 행하는 쪽이 좋을 때도 있다.

수술에서는 자궁내막증의 병소를 제거, 유착을 떼어내서 자궁을 정상 위치로 돌려놓는 보존적 수술과 자궁이나 양쪽 난소를 포함해서 병소를 적출하는 근치수술이 있다. 한쪽 난소를 남겨두는 준근치수술도 있지만, 이것은 남겨진 난소에서 분비되는 난포호르몬에 의해 남은 병소가 다시 증식을 시작할 가능성이 있으므로 자궁내막증에서는 별로 좋은 방법이라고 할 수 없다.

자궁내막증을 완전히 치유하는 방법은 현재까지는 근치수술밖에 없다. 하지만 근치수술을 행하는 것은 증상이 매우 심할 경우나 심한 유착이 있는 사람으로서, 환자가 장래에 임신을 희망하지 않고 또 자궁과 난소의 적출에 동의했을 경우에 한한다.

대부분의 수술은 난소나 자궁 기능을 남겨 두는 보존적 수술이다. 병소는 전기메스나 레이저메스로 제거하는 외에 고주위 전류로 태워 없애거나, 레이저로 제거한다. 또 유착을 떼어내거나 유착으로 후굴된 자궁을 원래 위치로 교정하고, 끝으로 골반 안을 생리식염수로 잘 씻는다. 이때의 세정은 임신가능성을 높이는 효과가 있는 것으로 알려져 있다.

그러나 보존적 수술에서는 작은 병소나 유착 사이에 숨어 있는 병소를 놓칠 수 있으며, 남아 있는 병소가 다시 증식하여 재발할 수도 있다.

수술 방법에서는 복강경으로 배 속을 들여다보며 행하는 복강경하수술과 배를 크게 절개하는 개복수술이 있는데, 어떤 것을 선택할지는 병소의 분포나 유착 정도 등에 따라 정한다.

(5) 병용요법

실제로 치료하는 과정에서는 병소를 작게 하는 작용이 있는 호르몬요법과 병소 그 자체를 제거하는 보존적 수술을 조합시키는 방법이 곧잘 행해지고 있다.

조합하는 방법은 수술 전에 호르몬요법을 행하는 방법, 수술 전후에 호르몬요법을 행하는 방법, 또 수술 후에 호르몬요법을 행하는 방법, 세 가지가 있다. 수술 전에 호르몬요법을 행하는 것은 미리 병소를 작게 만들어서 수술하기 쉽게 하려는 것이다. 수술 후에 행하는 것은 남아 있는 작은 병소를 축소시키기 위해서다.

이처럼 호르몬요법과 수술을 병용하면 각각 단독으로 행할 때 보다 월등한 치료효과를 얻을 수 있으며, 임신가능성도 높이는 결과가 나온다.

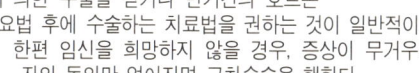

연령에 따른 치료법

가능하면 환자가 희망하는 치료법을 우선해야겠지만, 치료법은 환자의 연령에 따라 어느 정도 달라진다.
가령 아직 생식기능이 충분히 발달하지 않은 사춘기 환자일 경우, 장기간 저에스트로겐 상태가 계속되는 호르몬요법은 성기능의 발달을 방해할 우려가 있기 때문에 가능하면 피하게 된다. 증상을 억제하기 위해서는 진통제나 필을 주기적으로 사용하면서 잠시 상태를 지켜보는 방법을 선택한다.
불임 환자가 임신을 희망하고 있을 경우, 호르몬요법을 선택하면 치료 중인 약 8개월간은 임신이 불가능하다. 될 수 있는 한 빨리 임신하는 것이 좋은 35세 이상의 여성에게 있어서, 이 8개월간은 커다란 공백기가 된다. 이럴 경우는 병의 정도를 고려해야 하지만, 복강

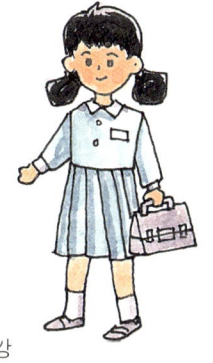

경에 의한 수술을 받거나 단기간의 호르몬 요법 후에 수술하는 치료법을 권하는 것이 일반적이다.
한편 임신을 희망하지 않을 경우, 증상이 무거우며 환자의 동의만 얻어지면 근치수술을 행한다.
그러나 환자가 폐경에 가까운 연령일 경우는 수술을 행하지 않고 약물요법만으로 증상을 억제하면서 폐경을 기다리게 하는 것이 보통이다.
이처럼 그때의 증상만으로 치료법을 결정할 것이 아니라 앞으로의 인생을 긴 안목으로 바라본 다음에 환자에게 맞는 치료법을 선택하는 것이 중요하다.

4. 자궁내막증을 이겨내기 위하여

(1) 장기 치료를 생각한다

자궁내막증 환자의 대부분은 호르몬요법을 받고 있다. 가장 일반적인 것이 다나졸이나 Gn-RH 아날로그를 6개월간 사용하는 방법인데, 치료 후에 증상의 개선이 보이는 사람은 전체의 약 80%라고 한다. 불임증만을 조사하면 치료 후의 임신률은 20~30%이다. 이들 치료 효과는 어떤 치료약을 사용하더라도 거의 같은 결과다.

그러나 치료가 끝나고 반년이 지나면 이것도 약제의 종류에 관계 없이 보통 50%는 재발한다. 더욱이 2~3년이 지나면 재발하는 사람은 50~60%에 달한다.

임신율에 대해서도 마찬가지로 치료 후 1년이 지나면 임신하는 사람은 부쩍 준다. 임신을 희망하는 사람은 치료 후 배란이 부활하는 즉시 빠른 시기에 임신하도록 하는 것이 중요하다.

이처럼 자궁내막증은 매우 재발하기 쉬운 병이므로 치료 후에도 2~3개월에 한 번은 진찰을 받아서 경과를 잘 관찰할 필요가 있다. 그리고 재발이 일어나면 다음 치료를 생각하지 않으면 안 된다.

그런데 호르몬 요법을 행할 경우 6개월의 약제 투여기간, 2개월의 약제 효과 지속기간, 4개월의 경과 관찰기간, 이렇게 모두 1년을 1사이클로 해서, 치료 개시 1년 후의 증상으로 다음 1년간의 치료 방법을 다시 검토하는 방법을 채택하고 있다. 2년 후, 3년 후에도 같은 방식인데, 그때의 증상에 맞는 치료방법을 행하는 것이다.

이 1년 사이클로서의 치료를 계속하면서 가능한 한 자연스런 형태로 폐경으로 연결되도록 노력한다. 폐경 후 2~3년이 지나면 증상은 소실되며, 자궁내막증의 병소도 위축되어 자연치유되기 때문이다.

이와 같은 장기에 걸친 치료에서는 폐경까지의 5년, 혹은 십수 년간, 끈기 있게 잘 버텨나가야 한다. 그러기 위해서는 환자와 의사 사이에 치료법이나 증상 등에 대해서 부담없이 대화해 가며 상담할 수 있는 신뢰관계를 구축할 필요가 있다.

또 환자 자신도 자궁내막증의 장기 치료에 정면으로 맞서 나가는 것이 중요하다. 자기에게 맞는 치료로 증상을 통제하고, 정서적으로는 병 때문에 구애받는 일이 없도록 취미를 가짐으로써 즐거운 일상생활을 보내도록 하는 마음가짐이 필요하다.

(2) 수술 후의 치료

'보존적 수술'일 경우는 남은 병소가 재발할 수 있으므로 수술 후에 호르몬요법을 행하는 등 장기적으로 관리해 나가게 된다.

한편 '근치수술'을 행했을 경우 자궁내막증이 병발하는 일은 없지만 자궁과 난소를 적출한 것이므로 호르몬의 균형이 깨어지면서 여러 가지 증상이 일어난다.

가장 많이 나타나 것은 난소에서의 난포호르몬(에스트로겐) 분비가 없어졌기 때문에 일어나는 안면홍조, 발한, 어깨결림 등 이

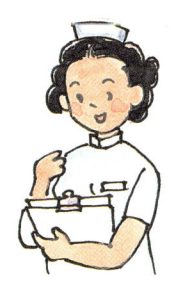

정신적인 안정을 취해야.

른바 갱년기 장애로 보이는 증상이다. 이에 대해서는 에스트로겐을 보충하는 호르몬 보충요법이 적극적으로 행해지고 있다. 에스트로겐의 일종인 에스트리올(E3)이라는 호르몬제는 부작용도 거의 없기 때문에 곧잘 사용된다.

문제는 자궁이나 난소를 적출한 것에 대한 정신적인 동요가 원인이 되어 기분이 우울해지거나, 여러 가지 증상에 너무 민감해지는 '자궁상실증후군'이다. 이와 같은 정신적 불안을 방지하기 위해서 의사는 수술 전에 수술 후의 영향에 대해서도 잘 설명해서 안심하고 수술을 받을 수 있는 환경을 만들도록 힘써야 한다. 또 주위 가족도 수술의 필요성을 충분히 이해하고 따뜻하게 대해주는 것이 환자에게 있어서 정신적인 지지가 됨은 말할 나위도 없다.

환자 자신은 퇴원 후 가능하면 평소대로 일상생활을 보내면서 좋아하는 일을 하며 자궁을 적출했다는 사실에 대해서 깊이 고민하지 않도록 하는 것이 좋다.

(3) 일상생활의 주의

자궁내막증인 사람도 그렇지 않은 사람도 자궁내막증이라는 병에 대해서 그리 신경질적으로 생각할 필요는 없다. 생명에 관계되는 병도 아니고 유효한 치료제도 개발되어 있다. 게다가 폐경을 맞으면 그후에는 자연히 회복된다.

자궁내막증에 대해서 바르게 이해하고 적절한 진단을 받아서 착실하게 치료를 계속해 나가는 등 병과 친해지는 것이 중요하다.

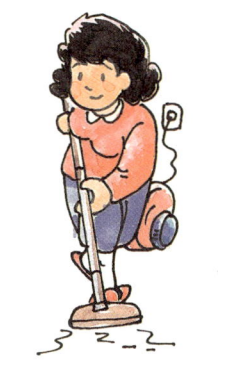

수술 후 평소 생활 감각을 유지해야.

자궁내막증의 장기관리

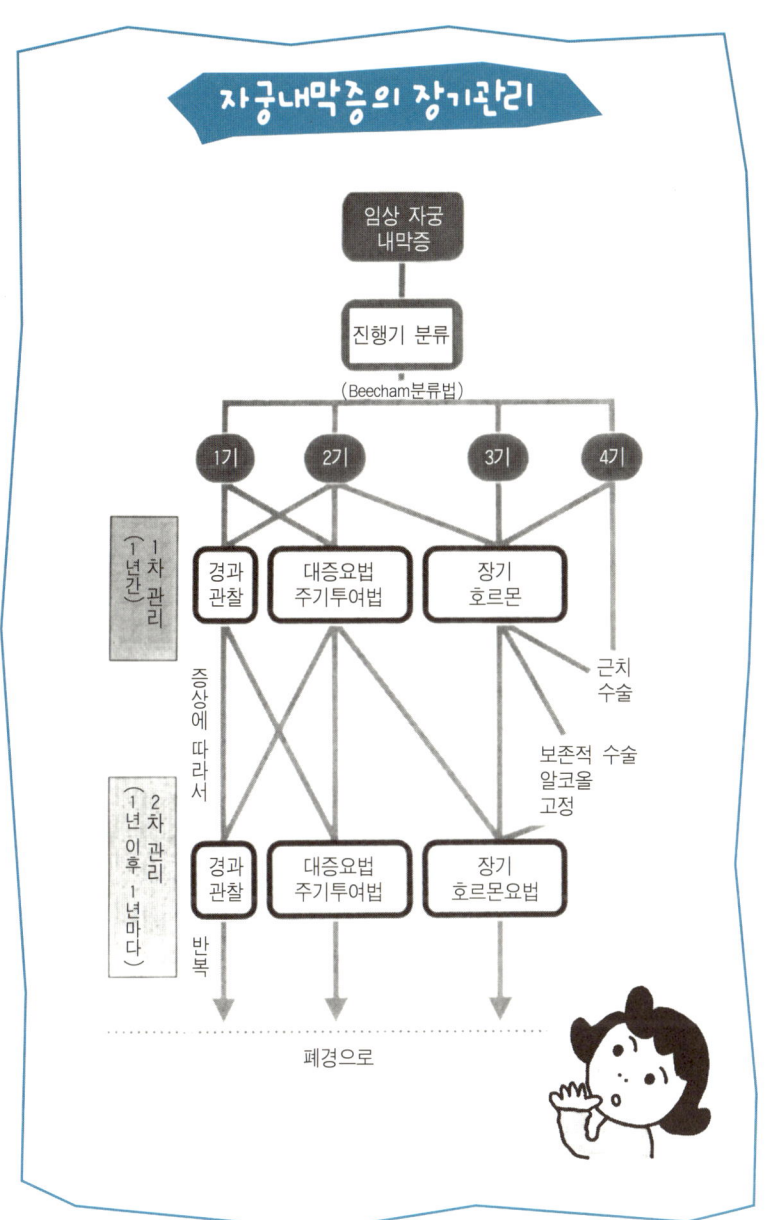

임상 자궁
내막증

진행기 분류

(Beecham분류법)

1기　2기　　3기　　4기

1차 관리
(1년간)

경과
관찰　　대증요법
　　　　주기투여법　　장기
　　　　　　　　　　호르몬

근치
수술

보존적 수술
알코올
고정

증상에 따라서

2차 관리
(1년 이후 1년마다)

경과
관찰　　대증요법
　　　　주기투여법　　장기
　　　　　　　　　　호르몬요법

반복

폐경으로

현재 자궁내막증의 확실한 예방법은 없지만 월경을 경험하는 횟수가 많을수록 발병하기 쉬우므로 적령기에 몇 차례 출산을 경험하는 것은 자궁내막증의 예방으로 이어진다고 생각해도 좋다.

또 운동선수 중에 자궁내막증인 사람은 드물다는 보고도 있는 만큼 매일 하는 운동도 자궁내막증의 예방에 효과가 있는 것으로 알려져 있다. 운동을 하면 호르몬의 균형이 개선되어 자궁내막증의 발병을 예방하는 것이 아닐까 추정하고 있다.

발병이나 재발을 우려하면서 생활하면 정신적으로 피폐해지므로 역효과가 난다. 발병하더라도 착실히 치료를 받으면서 직장에 나가거나 취미생활을 하는 등 평소 생활을 즐기는 것이 자궁내막증을 잘 이기는 최선의 방법이다.

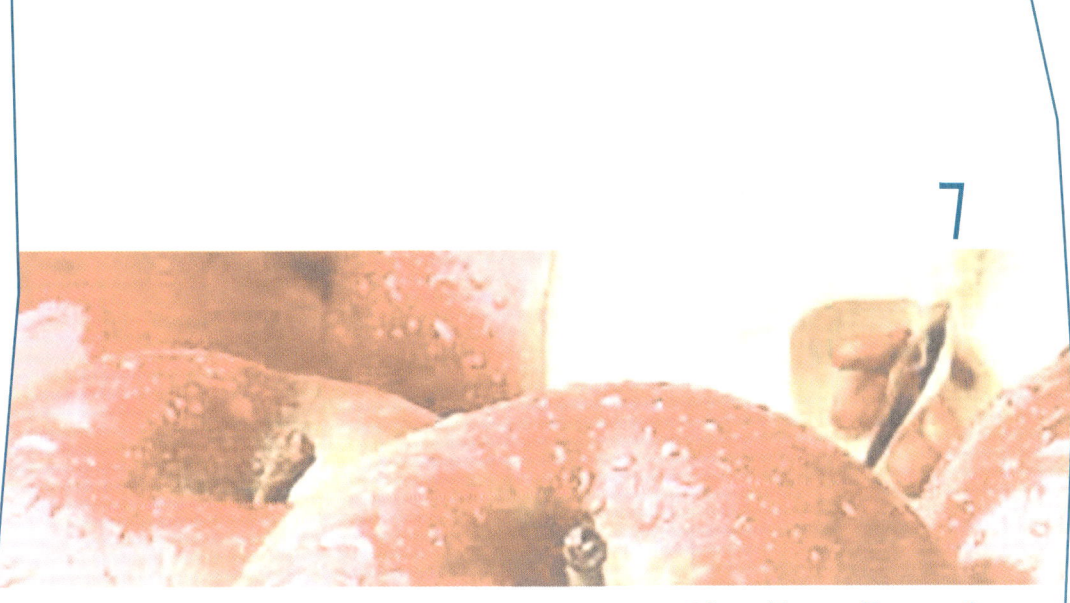

7

Q & A로 알아본 자궁의 병

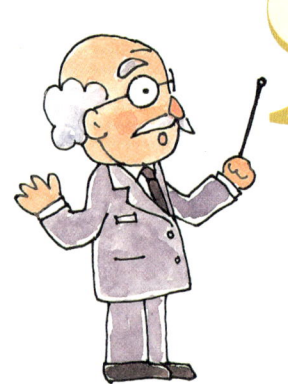

수술에 대한 두려움 때문에
가벼운 질환도 만성이 되어
고생하는 경우가 많다.
특히 자궁의 병의 경우 망설여서는
자궁이라는 이유로
수술을 망설여서는 안 된다.

1. 자궁근종의 빈도는?

Q 자궁근종을 갖고 있는 사람이 많다고 하는데 어느 정도인가
요? 또 몇 살쯤부터 생기기 쉬운가요?

A 자궁근종은 여성성기에 생기는 종양 중에서 빈도가 가장 높
습니다. 증상이 전혀 없는 것도 있어서 자궁근종이 있더라도 모
르고 지내는 사람도 적지 않습니다. 따라서 정확한 빈도를 조사
하기는 어렵지만 여성 전체의 20%, 30세 이상인 여성에게서는
10명 중 2~3명이, 40세 이상에서는 5명 중 2명 정도의 빈도로
자궁근종이 있다고 합니다.

연령적으로는 자궁근종이 어느 정도 크기로 커져서 증상이 나
타나는 연령, 즉 35세쯤부터 빈도가 높아지기 시작, 45~50세의
중년여성에게서 가장 많이 발견되는 경향이 있습니다. 반대로 18
세 미만이나 갱년기 이후의 여성에게서는 적어집니다.

Q 자궁근종이 생기기 쉬운 사람이 있나요? 흔히 여성스런 사
람일수록 자궁근종이 생기기 쉽다고 하는데, 그것이 사실인
가요?

A 자궁근종을 갖고 있는 사람 중 여성호르몬의 작용에 확실한
이상을 보이는 일은 적으며, 오히려 순조로운 월경주기를 갖고

113

있는 경향이 있습니다. 즉 정상에 가까운 난소기능을 갖고 있는 여성에게 자궁근종이 많기 때문에 여성스런 사람에게 많다는 속설이 만들어지지 않았나 생각합니다.

그러나 어떤 여성에게 자궁근종이 생기기 쉬운지는 알 수 없습니다. 자매인데 자궁근종이 있다거나 혹은 모녀 모두 자궁근종이 생겼다는 이야기도 듣습니다만 유전적으로 자궁근종이 생기기 쉬운 가계가 있다고 보고된 적은 없습니다.

2. 자궁근종이 흔히 생기는 이유는?

Q 자궁근종은 왜 흔히 생기나요? 단발 근종이라도 그 수가 점차 증가한다고 생각해야 하나요?

A 자궁근종이 생기는 이유는 아직 명확하지 않으므로 그 이유를 단적으로 말하기는 곤란합니다. 그러나 일반적인 견해로는 태아의 자궁이 완성되었을 때 이미 자궁근종의 싹이 생기지 않았을까 추측할 수 있습니다. 태아의 자궁이 완성되는 데는 상당한 시간이 필요하므로, 그 사이에 많은 싹이 생겨나는 것이 보통이므로 근종이 다발한다고 할 수 있습니다.

이렇게 생각한다면, 어느 연령까지 근종이 한 개(단발)밖에 생기지 않았다면, 그 후 수가 증가할 염려는 별로 없다고 할 수 있습니다. 다만 근종이 한 개밖에 없다는 진단을 어떤 형태로 해야 하느냐가 문제입니다. 작은 근종은 놓치기 쉽기 때문에 한 개라고 생각했던 것이 나중에는 여러 개가 될 수도 있으니까요.

한편으로는 월경주기 안에서 난소호르몬의 작용에 의해 자궁근의 세포가 근종의 싹으로 변화하므로 자궁근종이 발생할 가능성도 있다고 생각됩니다. 이 경우는 월경주기가 있으면 언제라도 자궁근종의 싹이 생길 수 있다는 것입니다. 이와 같은 의견에 따르면 자궁근종은 항상 다발할 가능성이 있습니다.

Q 자궁근종을 방치하면 어떻게 되나요? 또 자궁근종은 어느 정도까지 커지나요?

A 자궁근종은 같은 자궁에 생긴 것이라도 그 하나 하나가 모두 똑같이 성장한다고 할 수는 없습니다. 커지는 것, 별로 커지지 않는 것 등 여러 가지입니다. 큰 것은 수십 킬로그램에 달하는 것도 있지만 보통 무한대로 커지는 것은 아닙니다.

그러나 악성 자궁육종과 자궁근종을 구별하기란 그리 쉽지 않으므로 여기에 커다란 문제가 있습니다. 자궁근종이라면 커지더라도 생명에 직접적인 영향을 미치지 않지만, 악성 육종이라면 생명에 위험이 따릅니다. 그러므로 커지는 속도가 빨라지는 것에 대비해 그에 상응하는 치료가 필요합니다.

자궁근종의 크기와 치료의 필요성에 대해서는 한마디로 잘라 말하기 어렵습니다. 가령 점막하근종은 작아도 증상이 뚜렷이 나타나므로 치료가 필요한 경우가 많습니다. 따라서 정기적으로 검진을 받아서 자궁근종의 크기나 증상 정도 등을 의사와 상담하면서 대처하는 것이 필요합니다.

3. 유기성 자궁근종이란?

Q 폴립형의 자궁근종은 어떤 근종인가요? 보통의 근종과는 성질이 다른가요?

A 자궁근종에서는 폴립이라는 말을 사용하지 않습니다. 질문하신 분의 경우, 아마도 자궁내강(내막)이나 바깥쪽(장막쪽)에 줄기를 갖고 돌출해 있는 자궁근종을 말하고 있지 않나 생각됩니다. 여기에는 각각 유기성 점막하근종, 유기성 장막하근종이라는 이름이 붙어 있습니다.

이 줄기를 가진 형태의 자궁근종이 어떻게 생기는지에 대해서는 잘 알려져 있지 않습니다. 한 가지 추측으로는 자궁 근육 속에 생긴 근종이 주위 자궁근에 의해 항상 눌러지다 보니 근종이 천천히 이동해서 이윽고 자궁내막 쪽이나 장막 쪽으로 돌출하는 것이 아닌가 합니다. 이것이 더욱 진행되면 돌출한 근종은 자궁과의 사이에서 줄기를 뻗어 영양을 섭취하면서 늘어지는 형태로 자랍니다.

기본적으로 이들 자궁근종의 성질은 보통의 근종과 같습니다.

다만 줄기를 갖고 돌출해 있기 때문에 유기성 장막하근종은 줄기를 중심으로 비틀어질 수 있습니다. 이때는 복통을 일으킵니다. 하지만 그 외에는 증상이 별로 없습니다. 유기성 점막하근종에서는 자궁 안에서 밀려나와 분만 같은 형태를 취해 진통과도 같은 통증이 일어납니다.

점막하근종의 표면은 자궁내막으로 덮여 있는데 이 내막은 얇아서 끌어당겨지는 경우가 많아서, 그 때문에 궤양이 일어나기 쉽고 또 염증도 일으키기 쉽습니다. 이 궤양이나 염증이 점막하근종의 표면에서 일어나면 분비물이 많아집니다. 약간 노란색을 띤 물 같은 대하가 나옵니다.

그리고 가장 특징적인 것은 월경 때 대량의 출혈을 일으키는 것입니다. 이것은 월경이 일어나는 장소, 즉 자궁내강에 근종이 있는 것으로, 월경 때의 지혈이 방지되기 때문이라고 생각됩니다. 이때의 출혈은 수도꼭지를 틀어 놓았을 때처럼 대량의 출혈을 일으키기도 합니다.

4. 자궁근종과 임신의 가능성은?

Q 자궁근종이 있으면 불임이 되기 쉽다는 것은 왜인가요? 또 어렵게 임신하더라도 유산하기 쉽다는데 정말입니까?

A 자궁근종이 있다고 반드시 불임의 원인이 되는 것은 아닙니

다. 자궁근종이 있는데도 임신하여 분만한 사람이 많이 있습니다. 그러므로 자궁근종이 어떻게 불임이나 유산의 원인이 되는지 상세하게 알려지지는 않고 있습니다. 그러나 자궁근종인데 불임으로 고민하는 여성이 실제로 있다는 것도 확실합니다. 이 경우 다음과 같은 이유에서 불임증이 되는 것이 아닐까 생각합니다.

① 근종에 의해 자궁내막이 변형되거나 끌어당겨져서 면적이 증가하면 수정란이 착상하기 어려워진다.

② 돌출한 근종에 의해 경관이나 난관이 압박되어 정자가 지나기 어려워진다.

③ 자궁의 수축은 정자가 자궁내를 이용하는 것을 돕지만, 자궁근종이 있으면 충분히 수축할 수 없으므로 정자가 운송되기 어렵다.

근종과 유산의 관계에서는 임신, 출산의 희망을 품고 있는 자궁근종 환자들에게 근종핵출술을 행한 바, 수술 전에는 41%였던 유산률이 핵출술 후에 19%까지 떨어졌다는 통계가 있습니다.

근종이 유산의 원인이라고 생각되는 것은 다음과 같은 근거 때문으로 보입니다.

① 근종에 의해 혈관이 압박되기 때문에 자궁내막이 임신을 유지하는 데 있어 유리한 환경을 충분히 제공할 수가 없으며, 착상란이나 태반의 영양상태가 나빠진다.

② 임신을 하면 난소성 스테로이드호르몬이 갑자기 많아지기 때문에 근종이 급격히 커질 수 있다. 이 때문에 시간이 지나면 혈액의 흐름이 나빠져서 근종에 영양장애가 일어나며 근종 부분에

통증이 생긴다. 이것이 자궁을 자극, 자궁이 수축을 시작하면서 유산이 일어난다.

③ 임신에 의해 자궁은 점차 커지는데, 근종이 있으면 자궁이 확대되기 어려워져서 자궁이 수축하면서 유산을 일으킨다.

그러나 불임과의 관계에서도 설명했듯이 근종이 있다고 즉시 유산을 하는 것을 아닙니다.

Q 자궁근종이 있으면 폐경 시기도 달라진다고 들었는데, 어떤 의미인가요? 갱년기가 빨라지는 겁니까?

A 이 점에 대해서는 충분한 통계학적인 검토가 행해지지 않고 있지만, 임상적인 경험으로 말한다면 근종이 있는 환자는 폐경 시기가 오히려 늦어지는 듯합니다. 평균보다 2~3년 늦어지는 경향이 있습니다. 이 원인에 대해서는 앞으로 상세하게 검토하지 않으면 안 됩니다.

5. 자궁근종을 조기에 발견하기 위해서는?

Q 30대 여성에게서 자궁근종이 생기기 쉽다고 들었습니다. 어떤 증상에 주의하면 보다 빨리 발견할 수 있나요?

A 30대가 되면 근종이 생기기 쉬운 것이 아니라 근종의 증상이 표면에 나타나는 것이 30대라고 생각하는 것이 맞을 것 같습니다. 근종의 증상에 대해서는 월경의 이상 등 앞에서 설명한 것들을 참조해 주세요.

증상을 깨달았으면 우선 진찰을 받도록 합니다. 그러나 근종이 있더라도 증상이 없다, 혹은 깨닫지 못하고 있는 경우가 많습니다. 따라서 30대인 여성은 자궁암 검진이 필요한 연령이므로 이 검진을 받아볼 것을 권합니다. 그때 내진을 받으세요. 자궁에 이상이 있으면 발견할 수 있다고 생각합니다. 자궁근종을 일찍 발견하는 한 가지 방법은 정기검진을 착실히 받는 것입니다.

Q 37세의 여성입니다. 1년쯤 전부터 월경통이 심해져서 자리에서 일어나지도 못합니다. 또 월경을 할 때는 이따금 걸쭉한 핏덩어리가 나오기도 합니다. 검사를 받아봐야 할까요?

A 월경통에 대해서 먼저 알아야 할 것 같습니다.

보통 월경 개시 전날부터 월경 종료까지 하복부의 통증이나 두통, 구토, 오심 등으로 일상생활에 지장을 가져오는 상태를 의학용어로는 월경곤란증이라고 합니다. 정도의 차이는 있어도 80~90%의 여성이 월경시에 통증을 느끼는 것으로 나타나며, 일상생활에 지장을 받는 사람은 전체의 약 40%, 그리고 아예 자리에서 못 일어나는 사람도 약 6%나 됩니다.

월경통의 원인을 생각할 때 중요한 것은 초경이 있고 나서 어느 시기에 월경통이 일어나게 되었는가 하는 것입니다. 월경주기가 규칙적이 된 시점부터 월경통이 있거나, 월경 전날이나 첫째날에 통증이 강하다면 대부분의 경우 특별한 병은 아니라고 생각해도 좋습니다. 이 경우 월경시의 자궁 수축이 특히 강하기 때문이라고 생각할 수 있습니다. 이에 대하여 초경이 있고 수년 내지는 수십 년이 지나 월경통이 일어날 경우는 자궁근종이나 자궁선근증, 자궁내막증 등 어떤 병이 원인이 되었을 가능성이 높다고 하겠습니다.

실제로 자궁근종만으로 월경곤란증을 호소하는 환자는 그리 많지 않습니다. 월경곤란증이 있을 경우 근종의 존재를 부정할 수는 없지만, 자궁선근증이나 자궁내막증을 우선 의심하고, 다음에 근종과 이들 병과의 합병을 생각합니다.

자궁선근증이나 자궁내막증에서는 월경곤란증이 점점 강해지는 경향이 있으며, 자궁선근증에서는 근종과 마찬가지로 종종 과다월경이 보입니다. 자궁내막증에서는 자궁 밖에, 또 자궁선근증에서는 자궁 근육 속에 자궁내막과 거의 같은 조직이 발생하며, 이것이 월경 때 자궁내막과 마찬가지로 출혈하는 것으로 통증 등 증상이 나타나는 것으로 생각됩니다.

질문하신 분의 경우, 월경통이 1년쯤 전부터 강해져 있는 점이나, 걸쭉한 핏덩어리가 나오는 점으로 봐서 과다월경이라 생각됩니다. 원인으로서는 자궁근종도 부정할 수 없지만 자궁선근증일 가능성이 크다고 할 수 있습니다. 자궁근종과 자궁내막증의 합병도 생각할 수 있습니다. 내진, 혈액검사, 화상진단 같은 검사를 받아보실 것을 권합니다.

Q 39세의 주부입니다. 최근 월경 주기가 점점 짧아지면서 거의 출혈하는 느낌입니다. 일어설 때 어지러운, 빈혈 같은 증상도 있습니다. 나쁜 병은 아닌지 걱정됩니다.

A 현기증이 나는 등 빈혈 증상은 출혈이 계속됨으로써 철 결핍성 빈혈이 일어났기 때문입니다. 출혈의 원인을 확인하지 않으면 안 되는데, 언제나 출혈할 경우에는 원인을 상세하게 검사할 필요가 있습니다. 나쁜 병(암)이 원인이 되고 있는지 아닌지 우선 외래로 암진단(세포진), 초음파 검사 등을 받도록 하십시오. 그런 다음에 자궁질부의 조직검사, 자궁내강을 직접 관찰하는 자궁경 검사와 동시에 행해지는 내막 조직검사 등의 정밀검사도 받아보도록 하세요. 점막하근종이 분만될 때도 이러한 증상을 일으킬 수 있는데, 어쨌든 진찰을 받으면 확실한 병명을 알 수 있을 것입니다.

6. 복부에 응어리가 있는데

Q 42세의 여성입니다. 반년쯤 전부터 복부가 당겨지는 것 같

은 느낌이 나면서 만져 보면 응어리가 있습니다. 암이 아닐
까 걱정됩니다.

A 반년쯤 전부터 응어리가 있는 것을 깨달았다고 하시는데,
응어리가 커지는 것을 느끼고 있는지요? 근종일 가능성도 있지만
지금까지 깨닫지 못했던 것이 갑자기 만져지게 된 것으로 봐서는
어느 정도 속도로 커지고 있을 가능성이 있습니다. 응어리가 갑
자기 커졌다면 난소종양(악성도 포함)이나 자궁육종 등 악성인 병
일 가능성도 있습니다. 반드시 진찰을 받아보아야 하겠습니다.

7. 자궁근종에 의한 빈뇨, 변비

Q 42세의 주부입니다. 2년 전에 자궁근종이 발견되었습니다.
별로 큰 것이 아니라서 정기검진을 게을리 한 탓인지, 최근
빈뇨와 변비에 시달립니다. 이따금 허리도 아픕니다. 근종
이 커져서일까요?

A 자궁근종이 커지면 방광을 압박 수도 있으며, 그때는 빈뇨
가 됩니다. 또 직장을 압박하면 변비가 일어납니다. 등 쪽에서 골
반 신경이나 혈관을 압박하면 요통의 원인이 되기도 합니다. 우
선 자궁근종이 상당히 커졌다고 생각해도 좋겠습니다.
　그러나 정기검진을 게을리했다면 그 밖의 종양(난소 종양 등)이

새로 생겼을 가능성도 있습니다. 전문의에게 확실한 진단을 받는 것이 우선일 듯싶습니다.

8. 내진의 필요성에 대해서

Q 젊은 여성입니다. 월경통과 월경불순이 심해서 부인과 진찰을 받아보고 싶지만, 친구한테 내진 이야기를 듣고 망설이고 있습니다. 부인과에 가면 반드시 내진을 받아야만 하나요?

A 내진 때 우선 행하는 질경진에서는 외음이나 질의 상태, 자궁암이 생기기 쉬운 자궁입구(자궁질부) 등을 우선 육안으로 보면서 이상 유무를 확인하며, 동시에 세포진(암검진)도 행합니다. 또 내진으로는 자궁의 크기, 단단한 정도, 동통 부위의 존재 가능성, 난소의 부종, 자궁이나 난소와 방광, 직장과의 관계 등 매우 많은 정보를 얻을 수 있습니다.

그러므로 내진은 부인과에서는 필수불가결한 진찰법이라 하겠습니다. 의사는 내진 소견이 없으면 책임을 지고 환자의 상태를 인정할 수가 없다고 해도 과언이 아닙니다.

그러나 아무래도 내진 검사를 받고 싶지 않다고 한다면 의사와 상담해 보세요. MRI 화상 등의 검사에 의해 어느 정도 대응할 수도 있습니다.

이 경우 월경불순에 관해서는 기초체온표로 기초체온의 변화를 2~3개월간 조사한 것을 지참하는 것이 좋습니다. 기초체온표는 의사에게 매우 많은 정보를 줍니다.

9. 자궁근종과 자궁내막증검사는?

Q 자궁근종에는 자궁내막증이 합병하고 있을 경우가 많다고 들었습니다. 근종검사를 받으면 자궁내막증도 발견될까요?

A 지금까지 알려진 바에 의하면, 자궁근종에 자궁내막증이 합병하고 있을 비율은 약 11%라고 합니다. 자궁내막증의 검사나 진단은 자궁근종의 그것과 상당 부분이 통하고 있습니다. 자궁내막증인지 아닌지는 월경의 상태, 내진소견(통증이나 유착의 유무), 특징적인 MRI 화상소견, 혈액검사 등 자궁근종 진단을 받는 과정에서 알 수 있습니다.

Q 자궁근종의 악성화 여부를 간단하게 조사할 수 있나요?

A 간단하게 조사하는 방법은 지금으로선 없습니다. 다만 MRI 화상진단을 행하면 어느 정도 악성을 의심하는 것이 좋은지 아닌지 가름이 납니다. 가령 종류가 갑자기 커지고 있다, 종류 내부에 육종에서 특징적인 조직의 파괴를 연상시키는 상이 뚜렷이 나타

난다 등입니다.

그러나 MRI 화상을 사용해서도 확정진단은 어려우며, 확정진단을 위해서는 수술에 의해 자궁을 적출하고, 그것을 병리검사로 상세하게 검토하는 것 외에는 지금으로선 방법이 없습니다. 육종일 위험성이 있을 경우는, 가령 자녀를 원하는 상황이라 하더라도 의사가 일찍 수술할 필요가 있다고 판단해서 설명해 줄 것이라고 생각합니다.

여기서 주의해야 할 것은 육종이 크게 의심되는데도 자궁을 적출하는 것이 싫어서 이곳저곳 병원을 옮겨 다니며 진찰받는 분이 있다는 점입니다. 이럴 경우 손쓰기가 늦어지는 경우도 있다는 것을 명심해야 합니다. 자궁근종이라는 진단이 정확하게 내려져 있는 분일 경우, 수술하지 않겠다, 다른 방법으로 치료할 수는 없는가 하는 문제로 의사를 찾아다니는 것에 대해서는 그리 반대하지 않습니다. 그러나 근종으로 생각하고 검사받는 동안에 육종일 가능성이 크다고 하여 수술 받을 것을 의사가 권해 왔을 때는 그것에 따라야 한다고 생각합니다.

결과적으로 의사의 판단이 백퍼센트 옳았다고 말할 수가 없는 상황, 즉 육종으로 생각하고 수술을 받았지만 병리검사 결과 악성은 아니었던 경우도 있을 수 있지만, 현재의 진단기술로는 이도 어쩔 수 없는 일이라고 생각합니다.

10. 자궁근종의 수술 준비는?

Q 자궁근종으로 수술하지 않으면 안 될 때란 언제입니까? 근종만 절제할 것인지, 자궁 전체를 절제할 것인지를 결정하는 기준은 있는지요?

A 자궁근종이 있기 때문에 빈혈을 일으키거나 불임의 원인이 되고 있을 경우, 근종을 제거함으로써 증상이 개선될 수 있고 임신을 기대할 수 있을 때는 수술을 생각합니다. 근종이 악성 종양과 구별하기 어려울 때도 수술을 생각합니다.

수술은 근종과 함께 자궁을 적출하는 수술(자궁전적술)과 근종만을 제거하는 수술(근종핵출술)이 있는데, 근종만을 제거하는 수술은 기본적으로는 근종이 불임의 원인으로 생각될 경우에만 행합니다. 즉 근종을 제거하고 자궁을 남겨서 임신, 출산을 기대할 수 있는 환자에게 행하는 것입니다.

물론 임신을 희망하지 않는 환자라도 자궁을 남기고 싶다고 희망할 경우에는 근종만 제거하는 수술이 가능합니다. 그러나 그럴 때는 몇 년 후, 또는 근종이 재발할 가능성을 충분히 인식하고 수술을 받을 필요가 있습니다. 핵출술에서는 장차 다시 한번 수술을 받아야 할 가능성이 있는 것이지요.

Q 자궁근종의 수술에는 개복수술과 질에서의 수술이 있다고 들었습니다. 이 두 가지 수술은 어떤 기준에 의해 선택합니까? 희망하면 개복하지 않고 수술을 받을 수 있는 건가요?

A 개복수술은 매우 큰 근종일 때도 안전하게 수술할 수 있으며, 유착이 있더라도 커다란 문제없이 수술을 진행할 수 있고, 배 속을 모두 볼 수 있으므로 근종 이외의 이상이 발견되었을 경우에 대응할 수 있다는 등의 장점이 있습니다.

이에 대해서 질을 통하여 수술(경질수술)할 때는 배를 열지 않기 때문에 개복수술보다 통증이 적고, 회복이 빠르다는 장점이 있습니다. 그러나 질을 통해 수술하는 데는 매우 큰 근종일 경우에는 수술할 수 없으며, 수술하더라도 근종을 잘라내면서 수술을 행하지 않으면 안 되고, 유착이 있을 경우 수술하기 어려우며, 배 속의 그 밖의 이상은 거의 알지 못한다 등의 단점이 있습니다.

의사는 이와 같은 것들을 종합적으로 생각하여 환자의 상태를 충분히 파악한 다음에 전체적으로 보다 좋은 결과를 가져다 줄 수 있는 수술방법을 선택, 환자에게 권합니다. 그러므로 경질수술을 희망하더라도 근종의 크기나 자궁 유착의 정도에 따라서는 희망에 따를 수 없을 경우가 있습니다.

경질수술은 최근 복강경을 병용하여 행하는 질식 단순자궁전적술을 행하고 있습니다. 이 수술에서는 우선 그 부분에 뚫은 구멍을 통해 복강 내에 이산화탄소 가스를 주입하거나 와이어를 통해서 복벽을 끌어당겨 올려서 복강 내에 공간을 만들어 복강경을 삽입합니다. 다음에 복벽에 작은 절개를 넣어서 조작기구를 삽입할 수 있습니다.

이렇게 하여 복강경으로 복강 내를 관찰하면서 수술작업을 진행하므로 경질수술의 결점을 크게 보완합니다. 그러나 복강경이 들어갈 수 없는 거대한 근종일 경우나 유착이 심한 상태에서는 복강경을 사용하더라도 유착을 해소하기가 힘들어 개복수술을 권합니다.

병원에 따라 경질수술을 잘 행하는 곳, 복식수술을 잘 행하는 곳 등 여러 가지입니다. 의사의 시각에도 차이가 있습니다. 그러므로 수술 방법은 의사가 그 환자에게 가장 적절하다고 생각하는 방식에 따르는 편이 좋다고 생각합니다. 환자의 희망을 무리하게 들어주려다 보면 좋지 못한 결과를 초래할 경우도 있으니까요.

Q 자궁근종이 생긴 장소에 따라 수술의 난이도는 달라지나요? 수술이 어려운 경우도 있습니까?

A 커다란 근종이 자궁경부에 생기면, 수술작업을 행하는 공간이 극히 좁아서 자궁을 움직일 여지가 없어지는데, 바로 옆을 달리는 요관의 상태가 보통이 아닐 경우에는 수술하기가 힘들어집니다. 이럴 경우 수술에 앞서 약물요법을 행해서 근종의 크기를 작아지게 만든 다음 수술하면 그다지 어렵지 않습니다.

이 약물요법이란 자궁근종과 난소호르몬의 작용으로 커지는 것이므로 난소호르몬의 분비를 일시적으로 억제하면 근종을 작아지게 하는 것이 가능합니다. 상세한 것은 앞장에 이미 설명되어 있습니다.

Q 41세의 주부입니다. 근종에 의한 월경출혈이 심해서 자궁전적을 권유받았습니다. 그러나 자궁을 들어내면 여성스러움을 잃는 것이 아닌지 불안합니다.

A 여성스러움의 원천인 여성호르몬을 만들고 있는 것은 난소에 있지 자궁이 아닙니다. 그러므로 자궁의 유무와 여성스러움과는 관계가 없다고 생각합니다.

확실히 자궁은 여성 특유의 것으로서 이를 적출하는 데 있어서는 특별한 감정을 품는 사람이 많습니다. 그러나 난소를 남겨 두면 여성호르몬은 충분히 분비되므로 문제가 없습니다.

자궁의 역할을 생각할 때 자궁적출 후에 가져올 수 있는 변화로서는 출산할 수 없다는 것이 가장 큰 의미를 갖습니다. 그러나 자궁을 잃었으니까 아기를 낳을 수 없는 몸이 되었다고 생각하기보다 수술을 받음으로써 근종에 의한 빈혈, 그 결과 일어날 수 있는 심장 등 신체에 대한 부담, 매달 겪게 되는 피로감이나 압박감 등에서 해방되었다는 긍정적인 면을 의식하는 것이 중요합니다. 잃었다는 의식보다 수술에 의해 얻은 것을 소중히 생각하고 나날을 보내야 할 것입니다.

Q 38세의 여성입니다. 근종 주변의 유착이 심하기 때문에 자궁과 함께 난소를 제거하게 되었습니다. 난소는 여성호르몬을 만드는 데 있어 소중한 기관입니다. 나중에 문제가 되는 일은 없을까요? 약으로 여성호르몬을 보충하는 것은 안전할까요?

A 자궁과 함께 난소를 제거했을 경우에도 한쪽 난소를 남겨둔다면 여성호르몬은 충분히 만들어지므로 별 문제가 없습니다.

그러나 양쪽 난소를 제거했을 경우, 여성호르몬(에스트로겐)의 분비 저하·결핍이 두통, 안면홍조, 어깨결림, 동계, 구토증 같은 갱년기 증세를 가져올 수 있습니다. 게다가 에스트로겐에는 혈액 속의 콜레스테롤수치를 낮추어서 동맥경화를 예방하는 작용이 있으며 뼈를 만드는 작용도 있습니다.

따라서 양쪽 난소를 제거하면 동맥경화에서 고혈압, 협심증, 심근경색, 뇌색전을 일으키거나 뼈가 약해지는 골다공증 등을 일으킬 가능성도 있습니다.

그러나 이런 점들에 대해서는 예방법이 있으므로 걱정할 필요는 없습니다. 우선 혈관이나 뼈에 대한 영향에 대해서는 일상생활에서 동물성 지방의 섭취를 적게 하고 칼슘을 많이 섭취, 양질의 단백질을 적당히 섭취하고 적당한 운동을 하는 것으로서 예방할 수 있습니다.

다음 에스트로겐의 감소에 대해서는 호르몬 보충요법이 있습니다. 이 치료는 지금부터 30여년 전에 미국에서 시작되었는데, 피임용 필(여성호르몬이 함유되어 있다)을 갱년기 가까이까지 복용한 여성은 동세대 연령보다도 젊어 보인다는 것을 깨달은 것이 계기가 되었다고 합니다.

그러나 호르몬제에도 부작용이 있으므로 현재는 어떻게 부작용을 억제해서 보다 효과를 높일 것인지 연구하고 있습니다.

이 치료가 시작되었을 무렵에는 에스트로겐의 장기 단독투여에 의해 자궁내막암의 발생율이 8배나 높아졌다는 보고가 있었는데, 그 후 에스트로겐과 마찬가지로 여성호르몬의 하나인 프로게스테론을 병용하자 암의 발생율이 증가하지 않는다는 것을 알았습니다.

유방암의 발생률에 대해서는 여러 가지 설이 있으며 단정해 말할 수는 없습니다. 미국에서는 전체 여성의 12%에서 유방암이 발생하며, 그중 3.5%가 사망에 이른다는 통계가 발표된 바 있으며, 1994년에 에스트로겐 보충요법과 유암의 발생율에 대한 검토가 행해지고 있습니다.

이 점에 대해 검토한 51개 연구보고와 그 밖의 자료를 해석한 결과, 체외에서의 에스트로겐 투여에 의해 유방암의 발생이 증가한 것이 아니라 반대로 에스트로겐에 프로게스테론을 추가 투여함으로써 유방암 발생의 위험성이 적어질 가능성이 있다고 발표되었습니다. 유방암 발생의 위험은 호르몬 인자의 영향보다도 유전적 요소(특히 어머니나 자매, 조모, 숙모, 백모 등 혈연관계에 있는 가족의 유방암 경력), 고지방식, 저섬유식, 끽연, 음주 등이 커다란 영향을 미치고 있습니다.

골다공증에 대해서는 난소적출 후의 골량의 변화를 보면 처음 1년간에 골밀도는 약 10% 낮아지고, 그 후 저하율은 낮아지는 경향을 보입니다.

최근 골량 측정이 가능한 병원이 많아지고 있으므로, 만약 요추의 골밀도 수치가 정상보다 낮아졌을 때는 5~10년 이상의 장기에 걸쳐서 여성호르몬을 투여하면 골량의 감소를 늦출 수 있습니다.

다음 갱년기 증상에 대해서는 여러 가지 증상에 의해 일상생활에 지장을 초래한다고 생각되면 몇 개월간 여성 호르몬을 투여하면 효과가 있습니다.

Q 경증 고혈압을 가지고 있는 중년 여성입니다. 약간 큰 자궁근종이 있어 가까운 시일 안에 수술을 받아야 한다고 합니다. 친구 중에 당뇨병 때문에 수술을 못 하는 사람이 있는데, 근종 수술을 할 수 없는 경우도 많은가요?

A 근종 수술은 신체에 그다지 큰 스트레스를 가하는 수술은 아닙니다만, 합병증의 정도에 따라서는 수술을 할 수 없는 경우도 있습니다.

질문하신 분의 경우, 경증 고혈압이라고 해도 그것이 장기간 계속되고 있으면 심장에 상당한 부담을 가하고 있을 수도 있습니다. 심장 기능의 판정(심장의 초음파 진단)이나 고혈압의 원인이 되고 있는 잠재질환의 정밀검사를 행해서, 강압약으로 혈압을 충분히 통제하고 있다면 특별한 지장이 없는 한 수술은 가능합니다.

당뇨병이라도 통제되고 있을 때는 수술에 문제가 없습니다. 자궁근종은 기본적으로는 양성 종양으로 생명에 관계되는 일은 없다고 생각합니다. 그러므로 당뇨병 등 상태가 나쁠 경우는 굳이 무리하여 수술을 감행할 필요는 없습니다. 친구의 경우 전신상태를 개선한 시점에서 수술할 예정이 아니었을까요?

수술에 지장을 주는 합병증으로서는 협심증, 부정맥 등을 포함한 심질환, 간경변, 비만, 만성기관지염이나 천식 같은 호흡기질환 등 다수가 있지만, 이와 같은 합병증이 있을 경우, 수술시 마취에 견딜 수 있는지 없는지가 중요합니다. 어쨌거나 합병증이 있을 경우에는 그 합병증의 치료기간 중에도 정기적으로 부인과 진찰을 받는 것이 중요합니다.

11. 수술 후의 성생활

Q 자궁근종 수술 후의 성생활에 대해 묻고 싶습니다. 수술 후 얼마쯤 지나면 성생활을 해도 되나요? 수술의 영향으로 성생활에 불편을 느끼는 일은 없을까요?

A 일반적으로 복식 단순자궁전적술에서는 수술 후 1개월쯤 지난 시점에서 퇴원 후의 진찰을 하고 있습니다. 이 무렵에는 질의

상처도 나아서 성생활에 지장이 없는 상태가 되었을 것이라고 생각합니다.

상처가 낫지 않은 동안에 성교를 행하면 통증과 감염의 위험도 있습니다. 그러므로 수술 후 첫 번째 진찰 때, 상처의 치유 상태를 확인받은 다음 의사로부터 부부생활을 해도 좋다는 허가를 받도록 하십시오. 그 이전에 성생활을 시작하면 질의 상처가 벌어질 수도 있으므로 최소한 1개월은 성생활을 피하는 것이 좋습니다.

수술 후의 성생활에서 불편한 일은 없습니다. 혹시 전과 다른 것이 아닐까 하고 생각하는 것부터가 문제가 되니까요. 이것은 본인은 물론 파트너에게도 할 수 있는 말입니다. 오히려 전처럼 피임을 생각할 필요도 없고 월경 출혈을 신경쓰지 않아도 되므로 언제라도 성생활을 즐길 수 있게 되었다고 생각하면 한결 좋으리라 생각합니다.

청년 건강백세 ④

자궁근종

초판 1 쇄 인쇄 | 2003년 2월 10일
초판 1 쇄 발행 | 2003년 2월 15일

지은이 | 고 영 익
펴낸이 | 신 원 영
펴낸곳 | (주)신원문화사

주소 | 서울시 강서구 등촌1동 636-25
전화 | 3664-2131~4
팩스 | 3664-2130

출판등록 | 1976년 9월 16일 제5-68호

＊ 잘못된 책은 바꾸어 드립니다.

ISBN 89-359-1170-4 04510